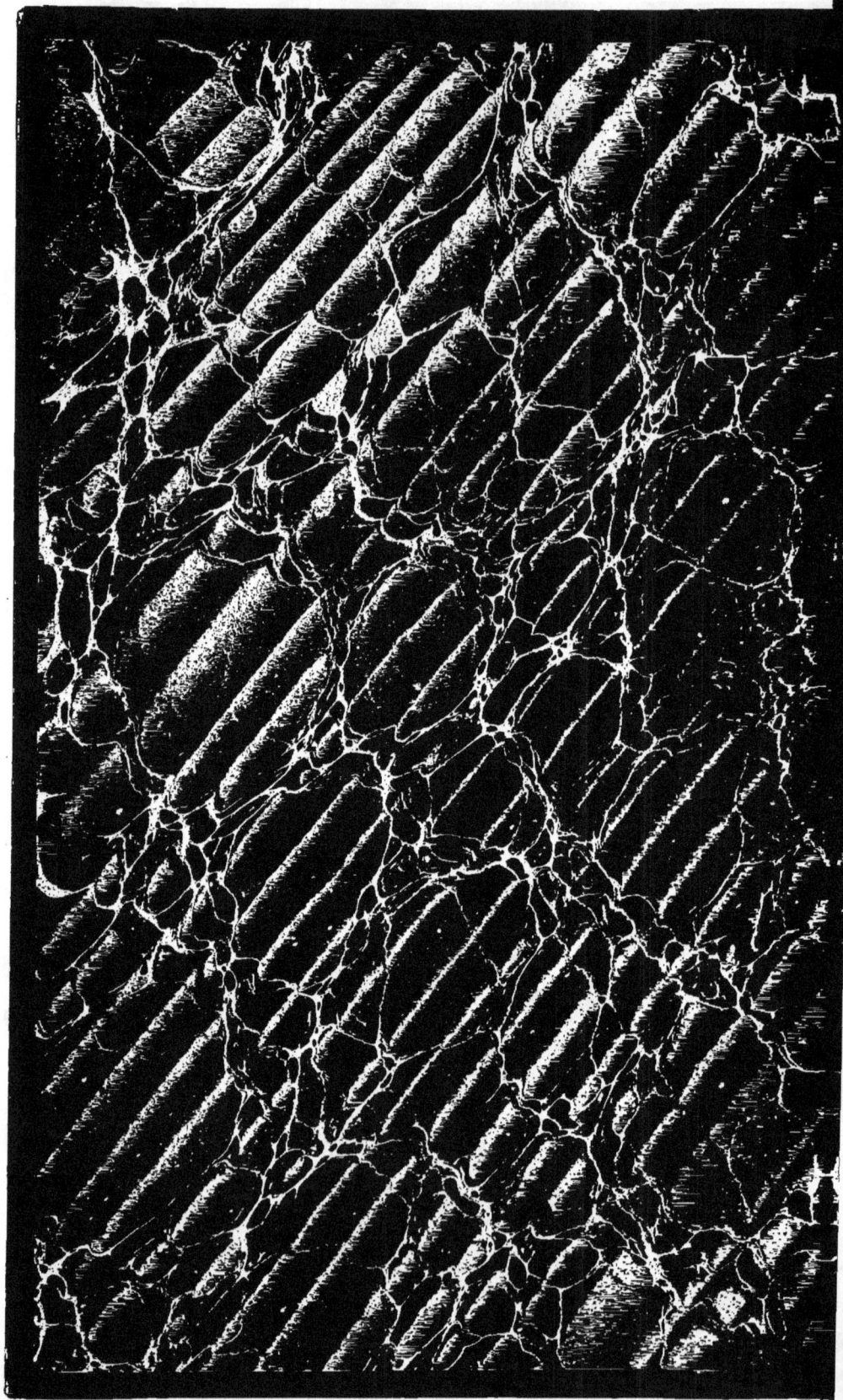

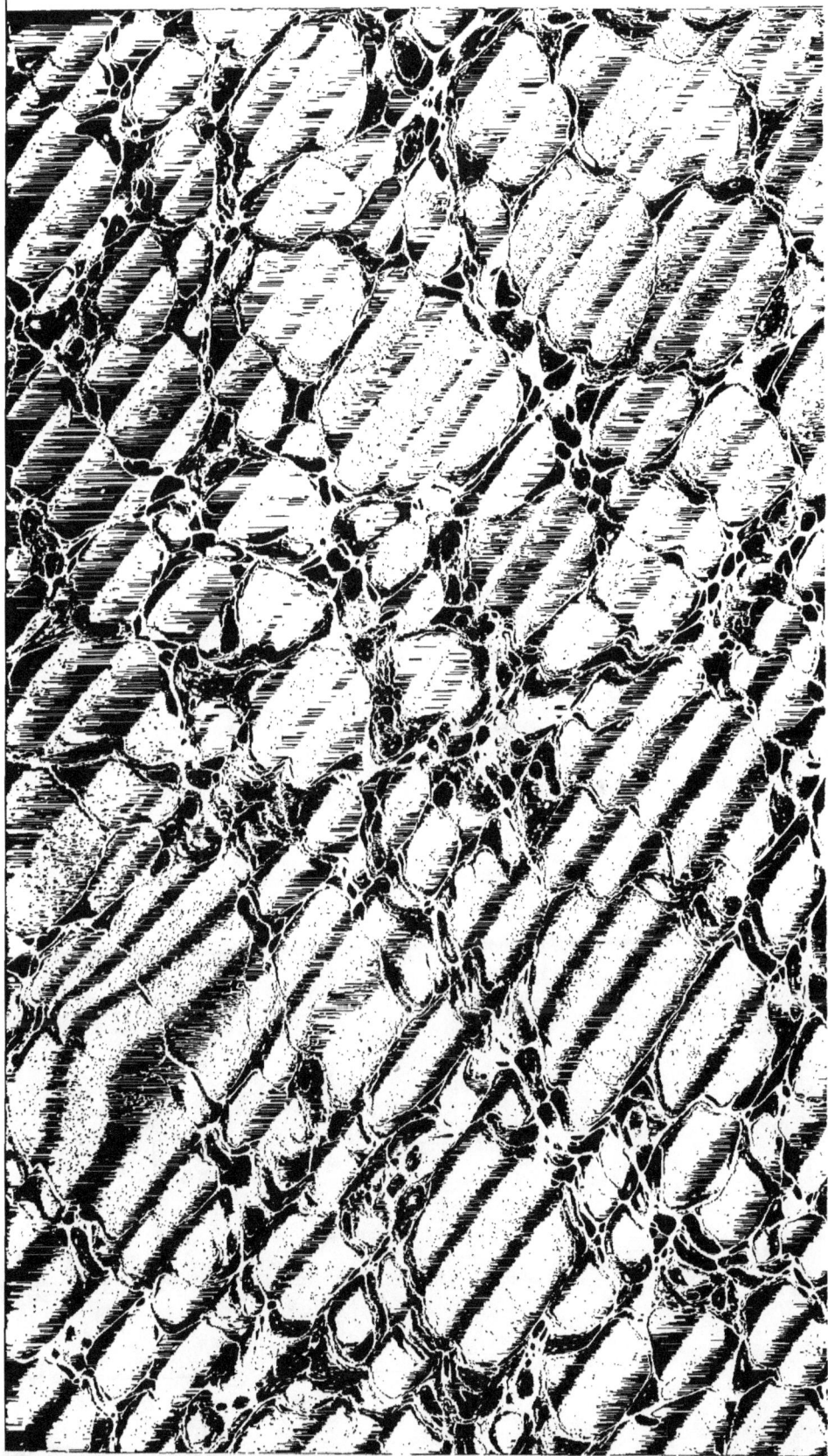

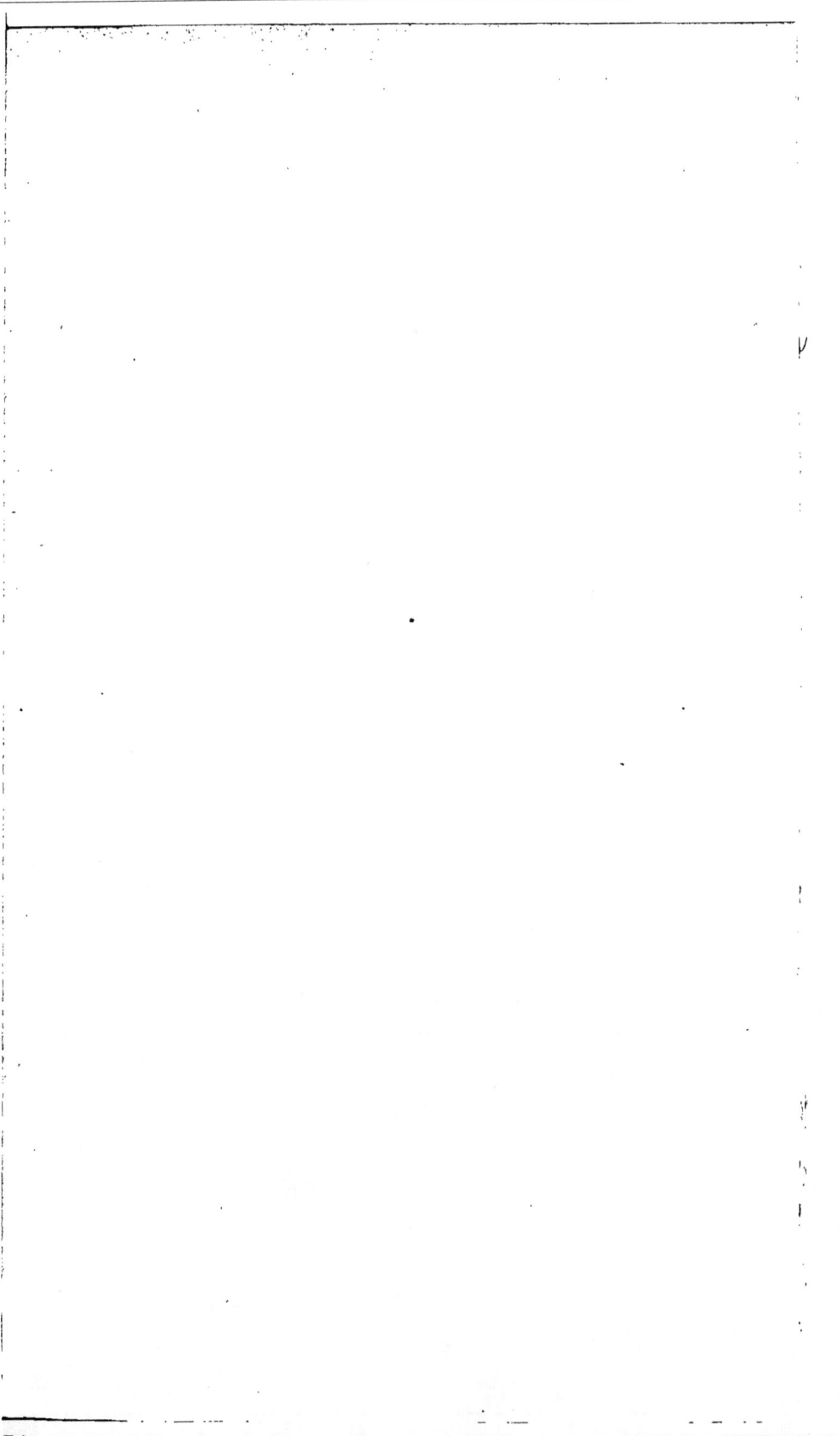

$T_c'\ {}^{49}_{40}$

$T\ {}^{2660}_{\text{om.b}}$

LECTURES

RELATIVES

A LA

POLICE MÉDICALE.

LYON, IMPRIMERIE DE J.-M. BOURSY,
RUE DE LA POULAILLERIE, N.° 19.

LECTURES

RELATIVES

A LA

POLICE MÉDICALE,

FAITES

AU CONSEIL DE SALUBRITÉ

DE LYON ET DU DÉPARTEMENT DU RHÔNE,

PENDANT LES ANNÉES 1826, 1827 ET 1828;

PAR ÉTIENNE SAINTE-MARIE,

Docteur en médecine de la faculté de Montpellier, membre du
Conseil de salubrité et de la Commission de statistique de Lyon
et du département du Rhône, médecin consultant de la Société
protestante de prévoyance et de secours mutuels; membre de
l'Académie de Lyon, du Cercle littéraire et de la Société de
médecine de la même ville; de la Société de médecine-pratique
de Montpellier, de la Société de médecine de Toulouse, de la
Société médicale de Genève, de la Société de médecine d'Édim-
bourg, de la Société médico-chirurgicale de Berlin, etc.

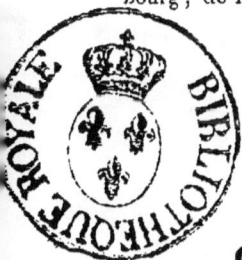

A Paris,

CHEZ J.-B. BAILLIÈRE,

LIBRAIRE DE L'ACADÉMIE ROYALE DE MÉDECINE,

ET DU COLLÉGE ROYAL DES CHIRURGIENS DE LONDRES,

Rue de l'École-de-Médecine, n° 13 *bis;*

A LONDRES, *même maison*, 3 Bedfort stret, bedford square;

A BRUXELLES, AU DÉPÔT DE LA LIBRAIRIE MÉDICALE FRANÇAISE.

1829.

A MES CHERS ET BONS CONFRÈRES,

MESSIEURS

J.-F. TERME,

ET

J.-B. MONFALCON,

SAVANS MODESTES, MÉDECINS CÉLÈBRES,
L'HONNEUR DE CETTE CITÉ QUI LES A VUS NAÎTRE.

ÉTIENNE SAINTE-MARIE, D. M. M.

LYON, 13 NOVEMBRE 1828.

AVERTISSEMENT.

———◦◦◦———

Ces lectures peuvent être considérées comme formant le second cahier de mon *Précis élémentaire de Police médicale.* J'éprouve le regret de n'avoir pu suivre le plan que je m'étais d'abord tracé. Le livre a disparu pour faire place à un recueil de consultations administratives sur différens sujets de salubrité publique. Je dois à cet égard quelques explications au lecteur, qui ne remarquera peut-être pas sans surprise ce changement. Placé à côté de l'administration, j'ai dû comprendre les besoins qu'elle est appelée à soulager, et traiter de préférence les questions qui s'appliquent plus spécialement aux localités où elle exerce sa surveillance. Il m'a fallu négliger des

I

objets d'un intérêt général, dont je pouvais d'ailleurs retarder l'examen, pour m'occuper d'objets d'un intérêt secondaire, local et borné qui exigeaient d'une manière absolue mon attention. C'est ainsi que j'ai interverti l'ordre de mon travail, et que, pour être plus utile, j'ai dû renoncer davantage à la gloire d'auteur.

D'ailleurs, toutes les questions qui m'auraient occupé dans un plan systématique, je les traiterai également dans un plan plus sujet à varier, mais plus conforme à la pratique, et dont le choix n'a pas dépendu de moi. Et combien de fois aussi j'ai généralisé des observations particulières pour reporter aux masses un intérêt qui semblait se concentrer sur quelques individus, et se renfermer dans certaines limites de localité ! Les administrateurs et les médecins des villes sujettes aux inondations, ne liront peut-être pas sans quelque avantage pour leur instruction, les détails dans lesquels je suis entré en exposant les effets de ce fléau dans la nôtre, et les moyens d'y remédier ou de le rendre moins nuisible. Les inconvéniens attachés aux constructions trop élevées des maisons se font sentir ailleurs qu'à Lyon. L'insalubrité des alimens et des boissons s'applique nécessairement à d'autres marchés qu'à ceux où nous puisons nos moyens journaliers de subsistance. Le tableau des désordres causés par la prostitution, le brigandage des avortemens artificiels, la nécessité d'une réforme à faire dans nos cuisines par rapport aux ustensiles de cuivre, l'utilité de l'huître comme aliment et comme remède, enfin les observations sur l'hydrophobie, peuvent intéresser d'autres individus que les habitans de notre cité et de sa banlieue.

Les circonstances suivantes, en faisant connaître la nature et la règle de notre institution, expliqueront peut-être encore mieux les motifs du changement que j'ai dû faire subir à mon travail.

1..

Le Conseil de salubrité de Lyon et du département du Rhône fut institué en 1822 : je n'eus pas l'honneur d'en faire partie à son origine et pendant l'exercice du préfet qui le créa ; mais peu de temps après, M. le comte de Brosses, ayant été appelé à cette préfecture par la confiance du gouvernement, j'entrai dans le Conseil sous ses auspices, et par le vœu unanime des membres qui le composaient alors. Qu'il me soit permis de confondre ici dans le même sentiment de reconnaissance des noms et des souvenirs qui me sont également chers.

Je n'ai cessé depuis de prendre une part active aux opérations du Conseil, et de contribuer à ses travaux, soit par des observations d'hygiène publique, soit par des rapports sur des établissemens industriels créés ou à créer dans la cité, et auxquels s'appliquait la question *de commodo et incommodo*. Telle a été l'origine des lectures que je publie aujourd'hui. Voici quelques autres détails qui

m'ont paru nécessaires pour compléter
cette exposition.

Le Conseil de salubrité , présidé par
M. le préfet, s'assemble tous les mois
dans un des vastes salons de l'Hôtel de
la préfecture. Il est composé de M. Jean-
Marie VIRICEL, docteur en médecine ,
vice-président; de MM. Etienne MARTIN,
Jean-Baptiste MONFALCON, Isidore PO-
LINIÈRE , Louis - Vincent CARTIER et
Etienne SAINTE-MARIE, docteurs en médecine; de MM. Nicolas TISSIER, professeur de chimie à l'Ecole royale des Beaux-
Arts, Henry TABAREAU, capitaine du
génie, et Louis-Furcy GROGNIER, professeur à l'Ecole royale d'Economie ru-
rale et vétérinaire , secrétaire.

Deux sortes de travaux occupent les
séances du Conseil ; 1.° les travaux
d'ordre dont M. le préfet garde le porte-
feuille. Ce sont les pétitions , demandes ,
plaintes et requêtes relatives aux établissemens incommodes ou insalubres.
Ces dossiers sont confiés aux membres

désignés par M. le préfet pour faire une descente de lieux, visiter les usines ou établissemens et rédiger un rapport sur les inconvéniens attachés à leurs moyens d'exploitation; 2.º les travaux libres; ce sont des projets d'institutions, de réformes, d'améliorations relatifs à la police de salubrité, et plus particulièrement applicables à la ville. Ces dernières lectures donnent lieu à des discussions utiles; elles ont surtout l'avantage de provoquer l'attention de l'autorité sur des négligences et des abus capables de compromettre la santé des citoyens. Les mémoires rassemblés dans cet écrit se rapportent presque tous à cet ordre de considérations.

Des convocations extraordinaires ont lieu pour les cas urgens, fortuits ou imprévus.

Une somme de dix francs par séance est allouée à chaque membre du Conseil pour son droit de présence.

Au moment où je publie ces détails,

le Conseil de salubrité est sur le point
d'obtenir une nouvelle organisation qu'il
sollicite depuis long-temps. Il a réclamé
quelques changemens; il a désiré jouir
de toutes ses attributions. Il voudrait que
les certificats de décès fussent assujettis
à des formes qui les rendissent plus propres à dresser des tables régulières de
mortalité. Le canevas de ces certificats
lui a offert des blancs à remplir, qui
pourraient être mieux ménagés pour
l'histoire des épidémies, c'est-à-dire,
dans l'intérêt de la science. Il lui a sem-
blé aussi que le service de santé relatif
aux visites des filles publiques, quoique
bien organisé et exercé par des hommes
instruits, n'avait pas produit jusqu'à ce
jour dans notre ville le résultat satis-
faisant qu'a obtenu le Conseil de salubrité du département de la Seine. Enfin,
ses devoirs auprès des magistrats l'obligent d'informer ceux-ci d'une foule de
pratiques dangereuses que l'usage a fait
tolérer jusqu'à ce jour, ou que le soin

d'intérêts plus importans a rendus moins
sensibles à l'administration. Empressé
de répondre à tous les appels qui lui ont
été faits, présent à toutes les opérations
administratives où il était compétent
pour voir et pour juger, le Conseil n'a
cessé de se rendre digne de la haute confiance qui lui était accordée, et c'est
ainsi qu'il a répondu d'une manière vic-
torieuse au reproche de négligence et de
nullité que ses détracteurs ont affecté de
lui adresser. Nous pourrions demander
à nos adversaires quelles sont les parties
du service de salubrité que nous avons
laissées en souffrance ?

Lyon, 13 novembre 1828.

LECTURES

RELATIVES

A LA POLICE MÉDICALE,

FAITES AU CONSEIL DE SALUBRITÉ

DE LYON ET DU DÉPARTEMENT DU RHÔNE.

LE but de cet écrit, tracé à la hâte et pour remplir l'engagement que m'impose mon tour de lecture, est d'exposer ou d'indiquer quelques vues locales de salubrité publique, c'est-à-dire, qui se rapportent à la ville de Lyon. Les notions générales que je serai dans le cas d'y comprendre, ne se rattacheront que secondairement à mon sujet : elles formeront en quelque sorte le second plan de mon tableau. Nous sommes institués, avant toutes choses, pour être utiles à nos concitoyens, et pour proposer à l'autorité supérieure, qui daigne nous admettre à quelques-unes de ses délibérations, les réformes, les changemens et les améliorations que réclame dans les questions de notre compétence l'intérêt du pays.

L'état provisoire du Conseil de salubrité a cessé par l'organisation définitive de son bureau, exécutée sous les auspices de M. le Préfet, dans l'une de nos précédentes séances. Cette stabilité de choses, en donnant plus de consistance à notre institution, impose à chacun de nous une plus grande responsabilité et des devoirs plus importans. Notre tâche s'accroît encore par l'état habituel des localités. Basse, humide, mal percée et exposée à l'invasion d'élémens destructeurs, cette ville, l'une des plus grandes et des plus malpropres qui soient en Europe, a besoin plus qu'aucune autre d'un conseil de salubrité actif et vigilant.

La nécessité multipliera dans la suite les institutions semblables à la nôtre. Je prévois qu'un jour chaque ville, chaque village aura son conseil de salubrité. Ces conseils seront peut-être même érigés en magistrature : déjà la sûreté publique jouit de cet avantage ; si l'administration voit par elle, certainement son autre œil est la salubrité, et celui-ci, outre l'horizon qui lui est propre, embrasse aussi une partie des objets qui s'offrent à la contemplation de l'autre; car une foule de notions concernant la sûreté des

citoyens sont puisées dans les documens relatifs
à la salubrité publique.

Au reste, la science de la salubrité se perfec-
tionnera comme toutes les autres connaissances
humaines ; elle pourra même, avec le temps,
devenir si simple, si commune, si populaire,
que ces conseils conservateurs, dont il faut bien
reconnaître aujourd'hui l'importance et même
la nécessité, n'auront plus que des attributions
négatives ou du moins fort bornées. J'aperçois
à travers le massif des siècles, et malgré les
torrens de ténèbres que l'âge présent verse et
accumule sur ces âges lointains, une époque où
les hommes, mieux éclairés sur les intérêts qui
les touchent de plus près, et réglés dans leurs
rapports par un pacte social mieux entendu,
détesteront les villes, regarderont leur séjour
comme une habitude des temps barbares, et
émigreront dans les champs pour leur santé,
pour leur bonheur, pour la sûreté autant que
pour l'agrément de leurs communications, et
pour le libre exercice des deux plus grands élémens de leur puissance, l'agriculture et l'industrie.

Des milliers de siècles s'écouleront peut-être
avant que cette prédiction s'accomplisse, ou que
ces vœux se réalisent. De grandes cités sont
debout, et la multitude se pressera long-temps

encore dans leur enceinte. Occupons-nous donc de l'époque présente , et surtout des besoins actuels de notre ville par rapport à la salubrité publique.

PREMIÈRE LECTURE.

ÉDIFICES RÉCEMMENT CONSTRUITS.

Aux judicieuses et savantes observations que vous a présentées M. Viricel, sur les bâtimens en construction qui s'élèvent de toutes parts dans la cité et ses faubourgs, j'ajouterai quelques remarques sur des abus qui ont plus particulièrement fixé mon attention.

Dans aucune ville de l'Europe, les maisons ne sont aussi élevées qu'à Lyon. Il faut excepter pourtant Vienne en Autriche, où la plupart des maisons ont cinq ou six étages, où plusieurs même en ont huit ou neuf. Ce n'est pas tout-à-fait la même chose dans les vingt-un faubourgs qui flanquent cette capitale des Césars : les maisons n'y sont élevées qu'à deux étages, à trois au plus. Le célèbre Quarin, premier médecin de l'empereur Joseph II, dont j'ai traduit en français le Traité des maladies chroniques, se plaignait du grand nombre d'hémoptysies ou crachemens de sang qui régnaient à Vienne, et il les attribuait aux brusques changemens de l'atmosphère et à la prodigieuse hauteur des maisons[1].

---

[1] *Observations pratiques sur les maladies chroniques,*

Les bâtimens très-élevés n'ont aucun inconvénient sur les places publiques ; on pourrait
encore les tolérer dans les rues larges et fort
espacées ; ils sont même utiles à la salubrité
dans les villes méridionales de l'Europe, où la
chaleur et la sécheresse dominent pendant huit
ou neuf mois de l'année, et où l'on doit rechercher et favoriser tous les moyens capables de
procurer de l'ombre et une fraîcheur salutaire :
mais nos localités nous obligent de réduire cet
usage à de justes bornes, et voici les inconvéniens que je lui trouve par rapport à nous.
1.º Nos rues étant pour la plupart fort étroites,
ces constructions gigantesques nuisent à la libre
circulation de l'air et de la lumière dans les
habitations les plus voisines du sol. Elles y sont
une source continuelle d'humidité, d'infection
et d'étiolement pour les Lyonnais qui passent
leur vie dans des boutiques, magasins et comp-
toirs, et c'est le plus grand nombre ; car la ville
est essentiellement marchande. Kotzbuë l'a exprimé d'une manière exagérée, mais pittores-
que, dans ses *Souvenirs de Paris*. Je n'ai pas
trouvé à Lyon, dit-il, une maison où il n'y eût

---

par Joseph Quarin, premier médecin de l'empereur Joseph II, ouvrage traduit du latin et augmenté de notes,
par Etienne Sainte-Marie, docteur en médecine de la
faculté de Montpellier, in-8º. Paris, 1807, p. 56.

quelque chose à vendre. 2.° Comme l'on n'a
pas le soin d'agrandir les cours intérieures en
proportion de la hauteur que l'on donne aux
édifices, il en résulte que ces cours deviennent
des puits infects, des cloaques dégoûtans dont
la puanteur pénètre dans les appartemens infé-
rieurs qui s'ouvrent sur elles ou qui en reçoivent leur jour. C'est surtout dans les temps de
pluie, ou dans l'été aux approches des orages,
qu'il faut visiter ces cours pour se faire une idée
de l'air étouffant et corrompu qu'on y respire.
3.° On a beaucoup construit, dans ces derniers
temps, sur les revers des coteaux qui couron-
nent la ville au nord. Plusieurs des hautes maisons élevées sur ce terrain en talus manquent
de solidité, et l'on m'a assuré que dans quelques-
unes les propriétaires, après toutes les constructions terminées, avaient été obligés de faire
reprendre en sous-œuvre quelques maçonneries
souterraines et d'appuyer les murs des caves par
des contre-murs. Ajoutons, pour ne laisser rien
à dire sur cet abus, que plusieurs propriétaires-
constructeurs, dans des vues très-répréhensibles
d'économie, se sont passés d'architectes, et ont
trop légèrement confié à des maçons sans expérience tous les soins de prudence et de solidité
que réclamait l'érection de ces édifices imposans.

On veille aujourd'hui, avec plus d'attention

qu'autrefois, à l'alignement des rues ; il est
même expressément recommmandé dans les
ordonnances sur la voirie. Le vulgaire, qui en
jouit, n'y voit qu'un moyen d'élégance et d'a-
grément, et une facilité plus grande pour aller
et venir offerte aux piétons et aux voitures ;
mais le philanthrope, l'ami des hommes, en
voyant disparaître peu-à-peu ces rues inégales
et tortueuses dont l'aspect blesse sa vue, se
réjouit d'une amélioration qui est une puissante
cause d'assainissement, en ce qu'elle rend plus
facile la libre circulation de l'air et de la lumière.

Je ne saurais terminer cet article sans exprimer le désir de voir la France adopter un usage
qui prend singulièrement faveur en Angleterre
depuis quelques années. La campagne, à quelques milles de Londres, se couvre chaque jour
de maisonnettes élevées au milieu d'un ou de
deux arpens de terre, avec salle d'ombrage,
jardin, petit verger, trois ou quatre pièces au
rez-de-chaussée et autant au-dessus, et dont le
prix varie de 600 à 1,200 livres sterling. Ce
sont des retraites champêtres, ménagées à la
vieillesse qui a des goûts simples et l'habitude
d'une vie retirée, à l'homme studieux qui connaît les charmes de la solitude, au célibataire
qui n'aime plus les intrigues et le tumulte des
villes, au marchand qui, à force de privations,

d'ordre et d'économie, a réalisé de modiques
capitaux[1]. Cet usage a quelque chose de tou-
chant, en ce qu'il se rapporte à une classe
d'hommes respectable et à peine remarquée dans
la société. L'industrie et le génie des arts s'épui-
sent ailleurs en efforts et en combinaisons pour
satisfaire les goûts exigeans et fantasques du luxe
et de l'opulence ; ici, c'est à l'aisance simple,
modeste et obscure qu'ils consacrent leurs soins.
On a vu aux environs de Paris, depuis très-peu
de temps, quelques-unes de ces paisibles habitations. Il est bon de les faire connaître et d'en
répandre le goût dans une ville telle que la nôtre,
où les petites fortunes sont nombreuses, et généralement privées du plaisir de se satisfaire faute
de jouissances à leur portée[2]. Imitons les anciens

---

[1] *O rus, quando ego te aspiciam ? quandoque licebit*
Nunc veterum libris, nunc somno, et inertibus horis,
Ducere sollicitæ jucunda oblivia vitæ? (Hor. Sat. l. II.)

[2] Voici quelques détails qui m'ont été transmis sur ces
maisonnettes, très-communes à quelques milles de Londres
et de Philadelphie, et connues dans ces pays sous le nom
de *Cottages*, que les Anglais prononcent *cottèges* : on les
construit sur la lisière des routes. On réserve en dehors
de la grille un trottoir sous lequel est pratiquée une ouverture recouverte d'une trappe en fer qui communique
avec les caves creusées sous le parterre ; c'est par cette
ouverture qu'on reçoit les différentes provisions, notam-
ment les comestibles. Dans les localités où la disposition

Romains qui pillaient les usages des peuples voisins, toutes les fois que ces usages pouvaient leur assurer une plus grande supériorité politique ou de plus grandes satisfactions domestiques ; et l'on sait que ce fut là une des principales causes de leur supériorité et de leur élévation.

des terrains le permet, on place les cuisines dans les caves, sous l'arrière-corps du bâtiment. Enfin, quelle que soit la localité, le service n'entre presque jamais par la même porte que les maîtres. En général, chaque habitation a un salon nommé parloir, auprès de l'entrée. La grille qui sépare le parterre du trottoir repose sur un mur en cailloutage de diverses couleurs, construit à peu de frais et produisant de l'effet. Le parterre occupe environ trente pieds de profondeur sur toute la face de la maison. Le premier bâtiment renferme un ou deux petits salons au rez-de-chaussée, deux ou trois petites chambres au premier étage, des jacobines au-dessus. Le second bâtiment est un cabinet à laver la vaisselle, quelquefois une cuisine lorsqu'elle ne peut être placée dans la cave, et toujours un petit office pour les verres et les couteaux ; un jardin potager et fruitier derrière, à l'extrémité duquel se trouvent placées une petite écurie et une petite remise, renfermant toujours un cabinet pour les harnais. Il règne une grande propreté dans toutes ces habitations. Pour s'en faire une idée, il suffira de savoir que les rampes d'escaliers sont en bois dur, cirées et frottées tous les jours ; on étend sur les marches un tapis qui est arrêté à chaque degré par une baguette en acier poli, dont l'extrémité est en cuivre également poli. Chaque cabinet d'aisance renferme une fontaine de laquelle jaillit, par la simple pression du doigt sur un bouton, une eau pure qui nettoie le passage.

DEUXIÈME LECTURE.

INONDATIONS.

Il faut bien parler des inondations dans une ville où elles se renouvellent si souvent. Ailleurs, elles n'ont d'autre mauvais effet que celui de l'humidité ; mais ici elles sont la source de maladies infiniment graves, dont l'humidité est la moindre cause. Je ferai bientôt connaître comment nos rivières, sorties de leur lit, occasionnent ces maladies, et j'indiquerai un moyen simple et sûr de nous préserver des effets dangereux qui résultent de ces débordemens. Exposons d'abord quelques faits.

La rue Basseville, ainsi nommée sans doute de l'abaissement du sol ou terrain sur lequel on l'a percée, est une des premières inondées à l'époque des grosses eaux. Il en est de même pour la rue Écorchebœuf. Rarement appelé comme médecin dans cette dernière, je ne sais trop ce qu'éprouve la population qui l'habite lorsque nos rivières sont débordées. Je suis mieux informé de ce qui se passe alors dans la rue Basseville où j'ai souvent porté les secours de mon art. Dix-huit ans d'exercice et d'observa-

tions m'ont appris qu'aucune rue ne rassemble
si souvent et dans un si petit espace un pareil
nombre de maladies graves[1]. J'y ai traité, dans la
période de dix-huit années, dix typhus ou fièvres
typhoïdes, soit lorsque les rivières débordent,
soit aussi lorsque les rivières grossies, mais encore contenues dans leur lit, pénètrent par des
filtrations ou écoulemens souterrains dans les
caves des maisons. J'ai souvent cherché à me
rendre compte de cette prédominance relative
de maladies dangereuses dans un quartier aussi
borné, soit pour l'étendue, soit pour le nombre
de ses habitans; et voici les circonstances de
localité qui ont plus particulièrement fixé mon
attention : de vastes ateliers de teinture se font
remarquer dans cette rue, et l'on y souffre l'éten-
dage des tissus teints au-devant des maisons.
Mais dans des rues plus étroites encore, et où
les teinturiers sont encore plus nombreux et
prennent la même liberté pour faire sécher les
étoffes et les écheveaux sortant de leurs chau-
dières, rien de semblable n'est observé. Faut-il
accuser plutôt les vapeurs délétères d'un vaste

---

[1] Cette rue figure au recensement de 1823 pour 8 maisons, 91 ménages, 297 individus. Elle était autrefois beaucoup plus basse, mais des remblais réitérés ont exhaussé
peu à peu son sol jusqu'au niveau où nous le voyons aujourd'hui.

égout qui s'ouvrait dans cette rue aux deux tiers de sa longueur, et qu'on a bouché depuis quelque temps ? Mais des égouts pareils existent dans d'autres quartiers de la ville, à la place du Change, etc., et l'on n'entend point dire que des maladies dangereuses s'y manifestent plus souvent qu'ailleurs. On serait mieux fondé peut-être à regarder comme des causes d'insalubrité pour cette rue : 1.° une impasse malpropre et puante qui s'ouvre près de la rue Henri; 2.° une rue étroite qui la coupe à angle droit, ayant douze à quatorze pieds de largeur, bordée de maisons fort élevées, dont les bas ou rez-de-chaussée ne sont pas habités, où personne ou presque personne ne passe, et où le balai des employés au nettoiement de la ville ne laisse que rarement apercevoir ses traces. Ces circonstances ne doivent point être omises dans l'estimation des causes, par rapport aux accidens dont je parle, mais elles contribuent beaucoup moins à les produire que les inondations, soit manifestes et à la surface du sol, soit souterraines et bornées seulement aux caves, auxquelles cette rue est plus particulièrement exposée. Je parle, au reste, de cette rue dans l'état où elle était il y a deux ou trois ans; car je sais que depuis cette époque on a réparé, ou, pour employer une expression plus technique, on a

relevé le pavé qui la couvre, et j'ignore absolument, faute d'observations ultérieures en assez
grand nombre, les améliorations que la santé de
ses habitans a pu en recevoir.

On désire sans doute connaître les causes que
j'ai promis d'indiquer, et qui rendent si dangereux pour notre ville les effets des inondations
dans les quartiers qui les éprouvent. L'eau, dans
les grandes crues des rivières, pénètre dans les
réservoirs ou fosses des latrines, s'imprègne facilement des principes putrides qu'elle y rencontre, et se mêlant ensuite à l'eau des puits et
des sources, y introduit des germes de contagion et de mort. Ainsi détériorée, sa stagnation
seule est déjà pestilentielle, par les vapeurs délétères qui s'en exhalent. Telle est, à mon avis,
la cause principale de ces typhus qui ont désolé
les rues Bellecordière et Bourchanin, il y a quelques années, après une inondation célèbre dans
les annales de cette ville. L'humidité du sol, des
flaques d'eau dans les caves, la décomposition
même de l'eau dans des lieux privés d'air et de
lumière, ne peuvent expliquer tous les accidens;
il faut encore mettre en ligne de compte les
principes destructeurs dont l'eau s'est chargée
et imprégnée dans ses divers passages, principes
que le défaut d'écoulement a dû rendre plus
actifs et plus dangereux.

Il existe cependant un moyen bien simple et d'un emploi bien facile pour prévenir ces maladies qui déciment quelquefois, et ce calcul n'a rien d'exagéré, la population d'un quartier dans un rayon assez étendu : ce serait d'obliger les propriétaires des maisons à faire bétonner leurs fosses d'aisance. Il en résulterait pour eux quelques frais, quelques avances, dont ils pourraient aisément se rembourser moyennant une faible augmentation des prix de loyers. L'autorité locale avait connu les avantages de ces constructions lorsqu'elle prit, il y a douze à quinze ans, un arrêté qui les rendait obligatoires pour tous les propriétaires dans l'intérieur de la ville. Qu'est devenu cet arrêté, et quel bien a-t-il opéré ? Il a eu le sort commun à la plupart des choses utiles, il a seulement reçu un commencement d'exécution.

TROISIÈME LECTURE.

RÉFORME A FAIRE DE QUELQUES USAGES TOLÉRÉS JUSQU'A PRÉSENT.

Pour compléter les vues exposées ci-dessus, je me hâte d'ajouter qu'il existe dans cette ville, où la population se presse sur un espace trop étroit, un grand nombre d'ateliers consacrés à la fabrication d'objets d'arts ou d'industrie, et donnant lieu à des émanations incommodes ou dangereuses. Il serait utile que l'autorité, au fur et à mesure des plaintes qui lui seraient portées contre ces établissemens, les rejetât peu à peu hors de la ville. Déjà les cimetières y sont établis; un assez grand nombre d'ateliers s'y fait remarquer ; d'autres, que l'on tolère encore dans l'enceinte des murs, et qui paraissent n'attendre pour déloger qu'un congé administratif, iront y chercher une lumière plus pure, un espace dont ils ont besoin et qui ne sera plus borné par des rues et des maisons, et enfin un isolement utile à la perfection des produits autant qu'à la santé de ceux qui les exécutent. Les hôpitaux eux-mêmes subiront aussi cette loi. Et dès-lors, à quoi servent tous ces ornemens, tous ces embellissemens que l'on prodigue dans l'intérieur des villes à ces palais de la douleur , destinés , un peu plus tard et par la nature même de leur institution, à éprouver une émigration commandée par tous les genres d'intérêt?

Un autre abus m'a vivement frappé, et, quoiqu'il ait une connexion moins étroite avec les précédens, c'est cependant ici le cas de le signaler. Dans quelques rues les maréchaux sont dans l'usage de ferrer les chevaux au-devant de leurs ateliers; les deux tiers et même les trois quarts de l'espace que la rue offre en largeur sont occupés quelquefois par l'animal que l'on ferre, et par ceux qui exécutent cette opération de maréchalerie ou qui y concourent. Il en résulte pour les passans les plus graves inconvéniens. La même observation s'applique à d'autres rues étroites où l'on tient des chevaux en pension, et où beaucoup de soins de propreté relatifs à ces animaux ont lieu, lorsque le temps le permet, hors des écuries. On ne saurait donc trop applaudir à un arrêté de M. le maire de la Guillotière, pris en mai ou juin 1824 si ma mémoire est fidèle, et qui défend aux maréchaux de ferrer les chevaux sur la voie publique, parce que cette opération peut s'exécuter aussi bien sur le derrière des forges.

QUATRIÈME LECTURE.

MÉPHITISME DES MURS.

L'UN de vous, Messieurs, vous a indiqué un moyen ingénieux d'assainir l'Hôtel-Dieu, et qui consiste à faire quelques ouvertures dans le bas de la façade imposante que présente le côté oriental de ce vaste édifice. L'intérieur de la maison est aussi susceptible, sous le rapport de la salubrité, de quelques améliorations et changemens que je ne me propose pas d'indiquer tous ici. Je me borne, pour le moment, à signaler une cause d'insalubrité qui semble moins remarquée que les autres, et qui n'existe pas seulement pour les hôpitaux, mais encore pour les ouvroirs, les ateliers, les prisons, en un mot pour tous les lieux où les hommes sont rassemblés en grand nombre.

Dans l'article *Hygiène publique* de l'Encyclopédie méthodique, que le Dictionnaire des sciences médicales a reproduit dans tout son contenu, M. Hallé prétend qu'il ne comprend point ce que Moïse entendait par la lèpre des murs, et quelle utilité on pouvait retirer des purifications qu'il fallait, selon la loi judaïque, leur faire subir. Sans avoir l'érudition de M. Hallé sur l'hygiène publique et privée, je crois comprendre fort bien, comme le démontrera la suite de cet article, ce qu'était aux yeux de Moïse la lèpre des murs. On pourrait tirer du Pentateuque un cours étendu d'hygiène, soit physique, soit morale, et je suis très-disposé à croire avec J.-J. Rousseau que Moïse a été l'un des plus grands législateurs qui aient existé. (*Contrat Social*, liv. II, chap. 7.)

On peut déjà prendre une idée de la lèpre des murs, en recherchant et examinant l'origine et les causes d'un usage moderne, généralement suivi en Italie. Dans les régions septentrionales de l'Europe, la phthisie pulmonaire n'est point contagieuse, ou ne l'est que rarement et dans certaines circonstances données; mais en Italie elle acquiert facilement une énergie qui la rend susceptible de communication. Les médecins les plus distingués de ce pays professent la plupart cette opinion. Morgagni, le premier de tous peut-être, en s'excusant auprès de son correspondant du verbiage qui règne dans sa lettre sur la phthisie pulmonaire, dit qu'il a à peine disséqué un seul phthisique dans sa jeunesse, pour éviter une maladie que l'on peut gagner de cette manière, et que devenu vieux il s'est également abstenu de ces autopsies, pour préserver du même danger les jeunes gens studieux qui assistaient à ses exercices anatomiques. C'est par une raison non moins ridicule dans la bouche ou sous la plume d'un médecin dont le devoir est un dévouement continuel, qu'il explique le silence absolu de Vasalva, son maître, sur la phthisie pulmonaire : on sait, dit-il, qu'il avait été menacé de cette maladie dans sa jeunesse.

Quoi qu'il en soit, cette opinion, que la phthisie pulmonaire est contagieuse, domine généralement en Italie, et l'on a grand soin de détruire, après la mort des malades, tous les linges, toutes les hardes, toutes les couchettes, tous les vêtemens qui leur ont appartenu, et jusqu'au mobilier des chambres qu'ils ont occupées. On pousse les précautions plus loin encore : on gratte les murs, on les recrépit, et l'on enlève avec la scie ou le rabot les couches superficielles des boiseries happées dans les murailles, qu'on ne peut aussi facilement livrer aux flammes.

Ce que je vais dire à présent du méphitisme des murs, étant plus général, fera peut-être mieux comprendre l'esprit et le sens de la loi judaïque que cette coutume, que cet usage, bornés, je crois, à la seule Italie. Des produits délétères s'exhalent sans cesse du corps de l'homme par la respiration et par la sueur, dans l'état même de la plus parfaite santé. La quantité de ces produits et leur insalubrité sont encore augmentées dans l'état de maladie en général, et plus particulièrement dans certaines circonstances pathologiques. Ces vapeurs s'attachent aux vêtemens, aux boiseries des intérieurs, et plus particulièrement aux pierres des murailles, à celles surtout qui sont de nature poreuse. Là, elles sont condensées et fixées par l'humidité de la transpiration, et se réexhalent ensuite peu à peu, mais seulement en partie. Les ventilateurs, qui renouvellent l'air, sont presque sans effet par rapport au méphitisme des murs ; les vapeurs désinfectantes lavent bien l'atmosphère des souillures dont elle est imprégnée ; mais l'infection des murs échappe en général à leur action.

Ce méphitisme dont je viens d'exposer la théorie, est quelquefois fort profond. Ainsi M. Cadet-de-Vaux, dans un rapport présenté au ministre de l'intérieur sur cette cause d'insalubrité des établissemens publics, imprimé par ordre du ministre en l'an IX ou en l'an X, dit s'être assuré, par des expériences positives, faites dans les latrines de l'Hôtel-des-Invalides, que ce méphitisme s'étendait jusqu'à un pied et demi dans les pierres, et l'auteur de ces recherches a grand soin de nous apprendre que c'est sur les pierres des cabinets et non sur celles des fosses qu'il les a faites, et qu'elles lui ont donné ce résultat; d'où il faut conclure que cette infection murale, toute incroyable qu'elle peut paraître, n'est encore estimée ici qu'*à minori*.

Autre particularité remarquable : ce méphitisme est aussi durable, aussi difficile à neutraliser qu'il est pénétrant et profond. Lorsque le donjon de Vincennes, sous le ministère de Malesherbes, cessa d'être une prison d'état, quelques personnes qui y avaient été renfermées, le visitant alors de nouveau et par curiosité, y remarquèrent, malgré son élévation prodigieuse et son exposition à l'air libre, la même odeur qui les avait frappées en y entrant la première fois.

Il n'est aucun médecin qui n'ait remarqué l'odeur propre à la salivation mercurielle et aux abcès qui se forment dans l'intérieur de la bouche ; l'odeur acide de la sueur dans certaines affections catarrhales ; l'odeur de terre fraîchement remuée que répandent, en soulevant leurs couvertures, certains malades atteints de fièvres typhoïdes commençantes ; l'odeur de souris, qu'exhalent les personnes frappées d'apoplexie; l'odeur particulière à l'aliénation mentale, et que la plupart des auteurs qui ont écrit sur ce genre de maladies n'ont pas oublié de caractériser. M. Esquirol surtout s'exprime très-positivement à cet égard : la sueur des aliénés , dit-il , est généralement très-fétide ; elle a un caractère particulier , qui se fait remarquer quelque soin de propreté qu'ils aient , et qui s'imprègne aux meubles et aux vêtemens d'une manière durable. Je pourrais ajouter à ces faits plusieurs observations qui me sont propres ; je me borne à la suivante : j'ai soigné un malade qui succomba à la mortification des orteils décrite par Pott , et qui répandit pendant vingt jours autour de lui et à une très-grande distance l'odeur la plus infecte ; elle s'attacha avec une si grande ténanacité aux murs et aux boiseries de la chambre où il expira, que, rappelé plus de six mois après pour voir un malade dans la même pièce, j'y retrouvai la même odeur de pourriture et de corruption que le premier y avait déposée.

L'art de guérir, pour le dire en passant , n'a point fait à l'odorat d'assez nombreux appels. Il a trop méprisé les témoignages souvent peu fidèles de ce sens léger et frivole. Dans nos recherches sur la nature et les causes des maladies, l'odorat peut cependant apporter son contingent d'observations , dont il ne faut pas se priver sans doute , mais auxquelles il est bon de n'accorder qu'une confiance modérée.

M. Cadet-de-Vaux propose contre le méphitisme des murs de les enduire de lait de chaux,
et de combiner ce lait avec des substances hui-
leuses et résineuses, pour le fixer contre les
murailles et l'incorporer dans la pierre. Il dit à
ce sujet qu'ayant été chargé, par un arrêt du
parlement, d'exhumer un cadavre dont la putréfaction était avancée, il ramena ce corps
presque pourri à un état tout-à-fait inodore,
par l'emploi du lait de chaux. Dans les petites
villes de France où l'on fait des cours d'anatomie, et où l'on est obligé de ménager les cadavres par l'extrême difficulté de les renouveler,
c'est encore le lait de chaux qu'on emploie pour
faire servir, pendant un ou deux mois, le même
sujet aux démonstrations.

Quand on fait un rapprochement de ces procédés avec l'emploi très-anciennement connu de
la chaux pure ou délitée, pour opérer la prompte
décomposition des cadavres, avec les propriétés
également connues de l'acide hydro-chlorique,
avec celles du chlorure de chaux trouvé par
Davy ; enfin avec les acides désinfectans de
Guyton-Morveau et la théorie d'après laquelle
ce célèbre chimiste a établi leur utilité, l'on est
bien près, je crois, d'une découverte qui a fait
grand bruit dans ces derniers temps, celle de
M. Labarraque. Le chlore seul eût altéré en

quelque sorte les tissus ; il est au moins bien
certain qu'il les jaunit, ce qui est déjà une
altération commencée. Combiné avec la chaux,
il se borne à les désinfecter. M. Labarraque
a donc moins fait une découverte qu'il n'a
heureusement rapproché, rendu plus mania-
bles et soumis aux lois d'une théorie plus claire
et plus régulière des moyens connus avant
lui[1]. Les acides de Guyton ont encore moins
peut-être le mérite de l'invention, quand on se
rappelle que les anciens, aux fêtes de Palès
qui se célébraient tous les printemps, étaient
dans l'usage de purifier les étables en y faisant
brûler du soufre. La combustion du soufre à
l'air libre produit de l'acide sulfurique plutôt
que de l'acide sulfureux, par la décomposition
de l'atmosphère qui a lieu dans cette opération,
et qui détermine la combinaison d'une très-
grande quantité d'oxigène avec le soufre. Les

---

[1] J'ose espérer qu'on ne me fera pas l'injustice de
croire que j'ai confondu le lait de chaux et le chlore
dans leur manière d'agir. Je sais qu'elle est très-différente.
Le lait de chaux dégage l'ammoniaque des matières ani-
males en putréfaction, s'empare de l'acide carbonique et
suspend la fermentation putride ; le chlore, au contraire,
se combine avec l'hydrogène des corps organiques, et,
en leur enlevant ce principal agent de leur décomposition
à l'état de mort, empêche la putréfaction de continuer.

anciens ne savaient pas trop sans doute ce qu'ils faisaient; mais ils arrivaient par l'empirisme aux mêmes résultats que nous obtenons par des méthodes précises et raisonnées ; et lorsque nous croyons découvrir, nous ne faisons souvent que traduire des pratiques routinières et surannées dans le langage et les théories de nos sciences positives. La vraie érudition est aussi nécessaire dans les sciences que la vraie imagination l'est incontestablement dans les arts d'imitation.

CINQUIÈME LECTURE.

INSALUBRITÉ DES ALIMENS ET DES BOISSONS.

Un membre du Conseil, dans une précédente séance, s'est plaint d'un abus qui se renouvelle fréquemment dans cette ville : il a annoncé que beaucoup de veaux étaient tués peu de jours après leur naissance, et fournissaient ainsi à nos tables un aliment tout-à-fait insalubre. Le même usage pernicieux avait lieu à Paris, il y a vingt-trois ans, et, dans le mois de ventôse an XI (mars 1803), le préfet de police de la Seine publia, sur la vente des veaux, un arrêté composé d'un très-grand nombre d'articles ; lequel, entr'autres dispositions, défendait, sous peine de confiscation et de 300 fr. d'amende, la vente des veaux qui n'auraient pas au moins six semaines. On pourrait facilement généraliser de semblables arrêtés, et les étendre à beaucoup de substances qui servent à la réparation de nos corps comme alimens ou comme boissons.

Les Romains avaient des officiers préposés à l'examen des marchés aux vivres, et qu'ils appelaient *nundinarum cibalium inspectores*. A Paris,

des commissaires placés aux différentes barrières
ne laissent pénétrer dans la ville que les alimens
dont ils ont constaté la bonne qualité. En outre,
des agens de police parcourent les nombreux
marchés, et font une seconde inspection des
comestibles qui s'y vendent, parce que ceux-
ci ayant passé la barrière en bon état, peuvent
avoir subi des détériorations qui en rendent
l'emploi ultérieur plus ou moins dangereux,
les uns pour avoir été gardés trop long-temps
et avoir perdu le moment de la vente, les autres
pour avoir été conservés sans précaution. Rien
de semblable, je crois, n'existe encore à Lyon.
Cependant que de raisons n'aurait-on pas pour
adopter de pareilles mesures ! Les maladies épidémiques, ou populaires pour parler le langage
des anciens, qui proviennent de cette cause,
sont presque aussi nombreuses que celles qui
naissent de l'altération de l'air ou de l'irrégula-
rité des saisons. On sait à quelle nullité les nouvelles théories médicales ont réduit, par rapport
à la production des maladies, les influences mé-
téorologiques. Je suis loin d'adopter entièrement
cette opinion : elle me paraît trop absolue pour
être juste ; je pense seulement qu'il faut rabattre
beaucoup de choses de l'étiologie attribuée aux
météores dans la formation des maladies qui
règnent d'une manière épidémique.

Combien de viandes sont vendues, provenant
d'animaux malsains ou malades, ou même morts
de leurs maladies! Les animaux que l'on étouffe,
au lieu de les tuer, fournissent une chair insalubre dont la vente devrait être interdite. La
marée autrefois était rare et fort chère à Lyon:
son usage était réservé pour le service des tables
opulentes. Elle apparaissait de loin à loin sur les
tables bourgeoises, et seulement à l'occasion de
quelque grande solennité domestique, telle
qu'une naissance, un mariage, un contrat de
commerce que l'on venait de signer, une liqui-
dation qui enrichissait tous les intéressés, la ré-
ception d'un grand personnage. Aujourd'hui
elle est devenue fort commune, mais elle s'y
vend le plus souvent corrompue, et dans un
état qui en rend l'usage pernicieux à la santé.
Il serait prudent d'étendre la surveillance des
vivres jusqu'aux marchands qui font le commerce de cette espèce de comestible.

Les céréales devraient être l'objet d'un examen fort attentif. Si la viande de boucherie est
la première des nourritures pour les peuples du
Nord, le pain est en France l'aliment le plus
ordinaire. On fait quelquefois jeter à l'eau des
farines gâtées, mais cette mesure ne se renouvelle pas aussi souvent qu'il le faudrait. Le
seigle surtout mérite une extrême attention. Il

n'existe guère de céréale plus sujette à s'altérer,
et par conséquent qui doive être réputée plus
suspecte. Ce n'est pas seulement lorsqu'il est
ergoté (*secale cornutum* ou *corniculatum*) ,
ou nécrosé (*secale necroticum*), que son usage
expose à des maladies graves, ni encore lorsqu'il est mêlé à des graines ou herbes nuisibles,
cueillies et battues pêle-mêle avec sa paille ;
mais son humidité même a des inconvéniens,
et nous ne saurions trop recommander dans
nos pays l'usage suivi en Westphalie et en
Livonie , où l'on fait une grande consommation du pain de seigle, usage qui consiste à faire
sécher ce grain avec un soin infini avant de le
convertir en farine[1]. On pourrait regarder

---

[1] Malgré cette précaution , cette céréale a des principes
malfaisans qu'on ne parvient jamais à lui faire perdre entièrement. Je tiens d'un voyageur qui a demeuré quelques
mois dans la Livonie , que les étrangers arrivant dans
cette province y sont sujets , par l'effet du pain de seigle,
à une espèce d'ivresse et d'étourdissement avec coliques
et diarrhée ; ces symptômes ne cessent que lorsque les
nouveaux colons sont bien acclimatés et supportent la
farine de seigle sous toutes les formes par lesquelles on en
varie l'emploi. Il paraît que cet effet est commun à plusieurs autres farineux ; et, par exemple , je me rappelle
fort bien que dans l'hiver de 1794 à 1795 , époque où le
pain était rare en France et même manquait absolument
dans plusieurs villes, on nous servait à dîner pour unique

comme superflu pour notre ville l'avertissement que je donne ici : il ne l'est cependant point, et beaucoup de particuliers font mêler un tiers ou un quart de seigle à la farine de froment dont ils composent leur pain, les uns par goût, les autres par habitude, les autres dans des vues d'économie ou de santé, et, par exemple, les vieillards pour se procurer une plus grande liberté du ventre [1].

---

nourriture, dans une pension de Montpellier où je mangeais, un énorme potage de riz, après lequel nous éprouvions, més commensaux et moi, de l'abattement, de la langueur, un embarras de tête et une disposition au sommeil dont nous avions la plus grande peine à nous défendre.

[1] J'avais conseillé, en juin 1825, à M. de L***, qui passe toute l'année à la campagne dans une superbe maison, de manger un pain de ménage que l'on cuirait exprès pour lui, et dans lequel on ferait entrer une petite quantité de farine de seigle. Je cherchais par ce régime à combattre une constipation qu'il éprouve depuis son enfance, et que les années ont considérablement accrue. Un mois s'était écoulé depuis que le malade avait commencé l'usage de ce pain, lorsque le hasard fit découvrir que le seigle employé à sa fabrication était ergoté. M. de L*** était alors dangereusement malade : il se plaignait de syncopes, d'embarras de tête, d'un engourdissement général, et le pouls était très-faible et très-petit. Deux médecins éclairés qui le voyaient habituellement, me firent appeler dans son château pour concourir au traitement de cette grave maladie. Nous parvînmes, mais non sans peine, à

C'est par des lavemens âcres, irritans et sti-
mulans qu'on remédie à la constipation des
vieillards, et l'expérience m'a appris que l'*assa
fœtida* était dans ces cas le remède par excellence. Dans un âge moins avancé, il faut d'autres moyens de soulagement. M. Hallé conseillait
aux adultes constipés une pratique hygiénique
fort simple et dont l'habitude est facile à contracter. Ce n'est guère que le conseil déjà donné
par Locke pour faire cesser cette incommodité,
et reproduit ici, avec un moyen très-rationnel
de plus pour en assurer l'effet. Le célèbre professeur d'hygiène à la faculté de médecine de
Paris voulait que les individus habituellement
constipés se promenassent au grand air, en
sortant du lit, tous les matins pendant une
heure, et qu'après cet exercice ils se présen-
tassent à la chaise percée où ils exécuteraient
quelques mouvemens de contraction du dia-
phragme et des muscles abdominaux, comme
pour aller à la selle. La première partie de ce
conseil a pour effet de refouler vers l'organe
intérieur et plus particulièrement vers les intestins, les vapeurs et les fluides vaporeux que

---

conjurer l'orage qui menaçait les jours de cet excellent
homme. Il se porte aujourd'hui très-bien, comme j'ai pu
m'en assurer dans une visite qu'il m'a faite en avril dernier.

le sommeil et le séjour au lit portent vers la peau.
La seconde est fondée sur l'influence de l'habitude dans les actes de là vie et sur la tendance
qu'a la nature, lorsqu'elle est longuement sollicitée, tous les jours et à des heures fixes, à
prendre les directions que l'art tend à lui imprimer.

Il serait convenable aussi de faire enlever
des marchés les herbes, les racines et les légumes en partie dévorés par les vers ou les insectes, les fruits qui n'ont pas acquis un commencement de maturité, les plantes vénéneuses
qu'une méprise grossière fait quelquefois confondre avec les plantes potagères.

Quoiqu'on ne fasse à Lyon qu'une consommation assez modérée de champignons, il s'en
vend trop encore, vu le défaut absolu de précautions dans leur choix. Il est prudent peut-être de renoncer à leur usage jusqu'à ce que de
nouvelles expériences nous apprennent, dans
toutes les circonstances possibles, à nous garantir de leurs mauvais effets. Des champignons
qui passent pour comestibles et salubres, peuvent acquérir, dans certains états tout-à-fait
étrangers à leur nature et à leur espèce, des
vertus complètement délétères. Croirait-on, par
exemple, si quelques faits bien constatés ne le
prouvaient, que des champignons parfaitement

sains la veille, et mangés alors impunément,
ont pu devenir le lendemain ou les jours suivans, par la seule circonstance d'avoir été gardés
ou réchauffés, de dangereux poisons ? Cependant le champignon n'a pas été répandu avec
tant de profusion par la nature pour ne servir
qu'à l'ornement de la terre sur laquelle il étale
sa riche et singulière végétation. Il est vrai qu'une
sorte d'instinct conservateur porte l'homme à
s'en méfier, et le premier mouvement de celui
qui se promène dans les forêts où il croît en
abondance, est de le fouler sous ses pieds ou
de le disperser au loin. Un emploi raisonné le
fera sans doute un jour servir à nos besoins,
et, moyennant quelques procédés fort simples
de préparation, le convertira en une substance
alimentaire également agréable et salubre. Voici
un fait bien certain qui me porte à le penser,
et ce fait je le tiens d'un témoin oculaire fort
instruit et incapable de tromper qui que ce soit.
A l'époque de la première invasion, des corps
considérables de cosaques étaient campés aux
environs de Sens. Les champignons abondent
dans la campagne dont cette ville est entourée.
Ces bandes faméliques découvrirent bientôt
cette production du pays, et elles en ramassè-
rent une énorme quantité, cueillant tout et
confondant les espèces nuisibles avec les salu-

bres, malgré les avis des habitans qui leur in-
diquaient, avec les plus vives inquiétudes, les
champignons comestibles et ceux qui passaient
pour dangereux et même mortels. Pendant les
apprêts de ce dangereux festin, plusieurs particuliers opulens prirent la fuite, pensant, avec
quelque raison, que des corps militaires entiers
allaient être empoisonnés, et que cet accident,
imputé à la malveillance, attirerait sur leurs
têtes les plus grands dangers. Ces craintes, justement fondées, ne se réalisèrent point, et cette
soldatesque avide fut plus heureuse qu'elle n'a-
vait été prudente et sobre. Les cosaques firent
d'abord macérer leurs champignons dans des
cuviers remplis d'eau et de vinaigre, mêlés
ensemble par égale partie. Après quelques heures, ils les en retirèrent et les exprimèrent fortement pour les faire cuire. Ils en dévorèrent
des tas énormes, et aucun des convives n'éprouva
le moindre malaise, la moindre nausée. On pense
bien que ces repas furent réitérés tous les jours,
jusqu'à ce que la campagne, dans la ligne de
leur campement, battue et parcourue dans
toutes les directions, cessât de fournir des
champignons à leur voracité.

La truffe, qui est un champignon souterrain,
ne doit point être exceptée, dans une grande
ville, de l'examen auquel il faut soumettre les

comestibles. On ne se méfie point assez de ce tubercule. Il est sujet à diverses altérations qui en rendent quelquefois l'usage dangereux. J'ai été appelé par diverses personnes qui se plaignaient d'indigestions causées par des truffes, et qui éprouvaient, non pas seulement un embarras gastrique, ce qui constitue bien réellement l'indigestion pure et simple, mais quelques-uns et même la plupart des symptômes propres à l'empoisonnement déterminé par les champignons. Ainsi, cet aliment n'est pas seulement indigeste, mais il retient quelque chose de vénéneux de la famille naturelle à laquelle il appartient en botanique[1]. Dans le Piémont

---

[1] J'en pourrais dire autant du melon : on attribue souvent à une indigestion causée par ce fruit, réputé froid et insalubre, des symptômes tels que dévoiement, coliques, etc., qui sont un véritable empoisonnement produit par cette substance; laquelle a repris les caractères malfaisans qu'elle tient de son espèce, où l'on remarque tant de plantes délétères, telles que la Bryone, la Coloquinte, le *Trichosantes amara*, le *Momordica-Elaterium*, etc.; c'est surtout dans cette dégénération où le melon devient amer, soit en totalité, soit seulement dans quelqu'une de ses parties, qu'il faut en user sobrement. L'on ne doit pas oublier qu'une foule de substances végétales qui font les délices de nos tables, ne doivent qu'à la culture leur salubrité alimentaire, qu'elles proviennent originairement de substances vénéneuses, et

et la Lombardie on sert sur les tables une liqueur fort agréable, connue sous le nom d'*aqua
di tartufo* ; c'est proprement une essence de
truffes, combinée ou distillée avec du sucre et
de l'eau-de-vie. Bue même avec modération,
cette liqueur cause souvent des priapismes et
des pissemens de sang.

Les boissons sont moins nombreuses et moins
variées que les comestibles; elles doivent attirer
aussi les regards d'une bonne police : car celle-
ci, quand elle s'exerce convenablement, a pour
caractère essentiel d'être minutieuse. C'est une
science de détails presque infinis, et, en effet,

---

qu'elles peuvent facilement reprendre les attributs délétères propres à la famille. Ainsi, tout le monde sait que
les amandes amères sont la souche primitive des amandes
cultivées. D'un autre côté, beaucoup de principes dangereux qui sont masqués dans les combinaisons naturelles
peuvent se trouver à nu, par le changement de ces combinaisons et la nouvelle proportion de leurs rapports, dans
les changemens que l'art leur fait subir. La pomme de
terre, l'un de nos alimens les plus sains, peut dans certaines circonstances agir à la manière des solanées. Dans
un atelier où l'on prépare en grand sa fécule, des cochons
ayant mangé avidement le résidu de ce tubercule, ont
péri d'un empoisonnement qui avait tous les caractères
du narcotisme. Un homme instruit et digne de foi a
assuré M. Decandolle (*Propriétés méd. des plantes*, p. 190),
que si l'on privait le suc de citrouilles de son mucilage,
on le transformerait en un purgatif violent.

rien n'est à négliger de ce qui contribue au bien général.

Il est des fontaines publiques alimentées par des sources impures, ou servies par des conduits défectueux, et auxquelles il ne faudrait permettre de puiser qu'après les réparations d'urgence que réclame leur mauvais état. Il serait prudent, je crois, de supprimer les conduits de plomb, ou de les revêtir intérieurement d'une doublure en terre cuite. Ne conviendrait-il pas aussi de visiter ces conduits plus souvent qu'on ne le fait ?

Le vin, dans nos pays, forme une partie considérable des boissons usuelles. Il importe donc de veiller à sa bonne qualité. On a beaucoup trop crié contre les mélanges de vins. Ces mélanges, surtout lorsque le liquide est consommé de suite, ne donnent lieu qu'à de légers inconvéniens. Quelques estomacs faibles et délicats peuvent en être dérangés, mais la plupart n'en souffrent point; et les hommes qui se portent habituellement bien, n'en sont pas plus incommodés qu'ils ne le sont après un repas servi, dans lequel ils ont bu trois ou quatre sortes de vins différens. Je trouve que les médecins, en frappant de réprobation ces pratiques qui sont bien des fraudes à la rigueur, ont été avec trop de complaisance les échos de la sensualité. Il n'en est pas de même des autres opérations exercées sur les vins, et, par exemple, des moyens tous dangereux par lesquels on cherche à remédier à ce qu'on appelle leurs maladies, ou aux défauts, dans ces liquides, qui blessent le goût ou la vue, et qui tiennent à leur nature même, comme l'acidité, l'âpreté, l'excès ou le défaut de consistance, etc. Les magistrats ne sauraient se montrer trop sévères contre tous ces genres de falsifications, qui sont autant de coupables empoisonnemens exercés sur la personne du consommateur.

L'examen des vinaigres est aussi digne de quelque intérêt. Ils furent autrefois l'objet d'une attention sévère de la part des parlemens. Plusieurs édits furent publiés à leur sujet. Dans quelques provinces, les fabricans de vinaigre cherchaient à leur donner une saveur plus vive et plus piquante en y mêlant un peu d'oxide de cuivre. La falsification dans notre ville ne fut jamais portée à ce point, mais il est aujourd'hui très-difficile de se procurer à Lyon du véritable vinaigre de vin. Les vinaigres furent tellement altérés par la cupidité des fournisseurs pendant les guerres de la république, que le célèbre Moscati, dans une lettre adressée à Fourcroy, et que contient le Moniteur du 27 frimaire an XI, proposa au chimiste français de rem--

placer, par une nouvelle boisson qu'il indique, l'eau acidulée par le vinaigre que l'on distribuait aux soldats.

Je ne dirai presque rien de la bière : elle est généralement bonne et très-bonne dans nos pays. Les fraudes qu'on se permet à son égard, celles au moins que je connais, sont absolument innocentes : ainsi quelques marchands hâtent sa fermentation par l'addition d'un corps sucré ; d'autres rincent avec de l'eau-de-vie les tonneaux qui lui sont destinés, et ont le soin de les égoutter incomplètement ; d'autres, dans sa confection, épargnent le houblon qui est fort cher, et lui substituent quelque bois amer, etc. Il y aurait beaucoup à dire sur la bière dans les pays où elle n'est pas, comme parmi nous, une boisson de luxe, où l'on ajoute à ses principes quelques plantes enivrantes, telles que l'absynthe, l'anis, le fenouil, etc., pour rendre plus supportable et plus agréable au goût son emploi journalier et continu [1].

---

[1] Les Russes préparent une bière très-agréable au goût, dont ils font une grande consommation dans le début des affections catarrhales. Cette boisson est composée de bière ordinaire, de farine de seigle ou d'avoine, de citrons, de gingembre et de sucre. La classe opulente préfère un punch léger, composé de la manière suivante : Prenez deux pintes d'une forte infusion de thé, demi-litre d'un

Enfin, toutes ces boissons non fermentées que l'on fabrique dans certains ménages pour suppléer au vin, les unes avec des pommes de mauvaise qualité, les autres avec des sorbes, les autres avec des raisins de treille ou d'espalier, les autres avec des baies de genièvre, les autres avec des fruits âpres cueillis dans les haies et les buissons, sont une source féconde et trop méconnue de maladies. Leur usage ne devrait point échapper à l'œil vigilant et aux avertissemens de la police.

Un changement remarquable s'est opérée depuis quelque temps dans les mœurs de la multitude. Les tavernes et les cabarets deviennent plus rares et moins fréquentés ; ils sont remplacés par un nombre toujours croissant de brillans cafés. Le peuple, dans ses jours de repos, préfère l'agitation douce et agréable que

---

vin très-vieux de France, deux onces de suc de citron, et huit onces de sucre. Une des boissons favorites du peuple, dans la courbature causée par un refroidissement, par un travail excessif, ou par une marche prolongée, est la suivante ; je la donne ici telle qu'on la trouve dans la *Pharmacopœa navalis rossica*, p. 43. Prenez vinaigre de vin et eau-de-vie de grains, de chaque quatre onces ; eau commune, deux pintes et demie ; miel de Lithuanie ou tout autre miel de la meilleure qualité, d'une à deux onces.

4

lui procure la boisson du café, à l'ivresse brutale et féroce causée par l'excès du vin. Les rafraîchissemens qui plaisent à la bonne compagnie, semblent flatter davantage son goût et son amour-propre. Les mœurs particulières ne sont peut-être pas meilleures qu'elles n'étaient, et il existe probablement un aussi grand nombre de mauvais sujets, d'enfans ingrats et dénaturés, de pères injustes, d'époux libertins, mais les mœurs publiques ont gagné quelque chose. On respecte mieux les convenances; on attache plus de prix à l'estime des autres, et le vice est généralement moins effronté et moins cynique qu'il n'a jamais été.

SIXIÈME LECTURE.

PROSTITUTION ET VISITE DES FILLES PUBLIQUES.

> Il y a tant d'imperfections attachées à la
> perte de la vertu dans les femmes, toute
> leur ame en est si fort dégradée, ce point
> principal ôté en fait tomber tant d'autres,
> que l'on peut regarder dans un état l'in-
> continence publique comme le dernier des
> malheurs.
> MONTESQUIEU. *Esprit des lois*, l. 7, c. 9.

JE ne renouvellerai point ici, pour la traiter
à fond, la question si souvent agitée et si con-
tradictoirement résolue, de l'utilité ou des inconvéniens attachés à la prostitution. J'en dirai
cependant quelques mots et seulement pour entrer en matière.

Ceux qui ont pensé qu'il fallait tolérer cette
infamie pour épargner à la société de plus
grands désordres, n'étaient pas médecins, car
ils eussent opiné pour la négative. La prostitution n'est bonne à rien, et je ne vois pas
que dans les petites villes où on ne la souffre
point, et où, lorsqu'elle existe, c'est dans un
mystère et un secret qui rend ses effets imper-

ceptibles et presque nuls, les mœurs publiques
et particulières reçoivent la moindre atteinte de
ce que cette corruption en est bannie. Non-
seulement cet abus est inutile, mais il est une
source infinie de maux. C'est un fléau qui, pour
la ruine des sociétés humaines, va de pair avec
le luxe, la mendicité, les jeux publics, etc. La
prostitution avilit, démoralise, et il n'est plus
de vertu, plus de sentiment noble et généreux
à espérer de celui ou de celle que son habitude
a corrompus. Elle éloigne du mariage, et c'est-
là sans doute son moindre inconvénient; car il
est bien démontré aujourd'hui, quoi qu'en
aient dit le chirurgien Quesnay, le marquis de
Mirabeau et toute la séquelle des premiers éco-
nomistes en France, que le célibat ne nuit point
à la population; qu'il naît toujours plus d'individus que les ressources du sol et de l'état
ne peuvent en nourrir; qu'il importe plus,
comme le pensait Montesquieu, de rendre les
hommes heureux que de les multiplier, et qu'il
serait plus convenable de réduire le nombre
des mariages que de l'accroître. La prostitution
énerve de bonne heure la jeunesse qu'attire la
perfide facilité de ses plaisirs. La plupart des
hommes infirmes, languissans et valétudinaires,
la plupart des têtes sans cervelles, des citoyens
inutiles à la société et à l'état sont son ouvrage;

enfin, elle est la source commune de ces maladies siphilitiques qui infectent des générations
entières, qui laissent de grands noms sans suite
et de grands travaux imparfaits dans les pages
de l'histoire, et qui greffent une mort lente et
honteuse sur d'illustres souches, condamnées
ainsi à périr sans rejetons, sans postérité.

On peut déjà voir, d'après ce court exposé,
si mon opinion serait favorable à tous ces régle-
mens ridicules, pour ne rien dire de plus, ima-
ginés en divers temps pour organiser la débauche et donner aux filles publiques une existence
légale. Les plus remarquables sont ceux de
Guillaume IX, duc d'Aquitaine [1], de la reine
Jeanne Ire pour la ville d'Avignon [2], de Restif

---

[1] Il avait établi à Niort une maison de prostitution sur
le plan des monastères de femmes. Plus tard, c'est-à-dire
dans le XIV.[e] siècle, des établissemens semblables, organisés de la même manière, existèrent dans les grandes
villes de France, d'Espagne et d'Italie. Rien de plus plai-
sant, si l'on en croit les chroniques de ces temps barbares, que les détails de surveillance et d'administration
que de graves magistrats étaient tenus d'exercer, par devoir
d'office, sur ces infâmes maisons.

[2] Ces statuts sont connus sous ce titre : *De disciplinâ
lupanaris publici. Avenionis.* Astruc nous en a conservé le
contenu dans son *Traité des maladies vénériennes.* J'en
extrais l'article 4 qui me paraît fort remarquable. « La
» reine veut que, tous les samedis, la baillive et un chi-

de la Bretonne et du médecin Robert. Les deux premiers sont à peu près oubliés ; les deux autres, plus modernes, se sont mieux conservés dans la mémoire des hommes. L'ouvrage de Restif a pour titre : *Le Pornographe ou Idées d'un honnête homme sur un projet de réglement pour les prostituées.* Londres, 1769, in-8.º La vente de ce livre, rempli de détails obscènes et licencieux, ne fut point contrariée par la police, et l'on croit généralement alors qu'elle avait elle-même donné le plan de l'organisation proposée. Quelques écrivains furent assez dénués de bon sens pour recommander les grands avantages et l'utilité de ces institutions. L'on croit même que, dans le comble du délire (voyez dans le *Moniteur* du 28 frimaire an XI un article de M. Peuchet), une société en commandite fit sa soumission au gouvernement

---

» rurgien préposé par les consuls visitent chaque courti-
» sane, et, s'il s'en trouve quelqu'une qui ait contracté
» du mal provenant de paillardise, qu'elle soit séparée
» des autres pour demeurer à part, afin qu'elle ne puisse
» point s'abandonner, et qu'on évite le mal que la jeu—
» nesse pourrait prendre. » Cette ordonnance, faite en
1347, c'est-à-dire, un an avant que la reine de Naples
cédât la souveraineté d'Avignon au pape Clément VI, por-
terait à croire que le mal vénérien était connu en Europe
plus de 140 ans avant la découverte des Indes occiden-
tales.

pour tenir ces maisons qui devaient s'appeler *Parthenions*. Le dernier ouvrage, à ma connaissance, où l'on ait remué ce fumier, est celui du docteur Robert, qui a pour titre : *Influence de la révolution française sur la population*, 2 vol. in-12, Paris, Lenormant, an X. L'auteur renouvelle, mais en termes plus décens et plus honnêtes, le projet de Restif, et propose d'appeler ces établissemens *Corinthenées*, nom tiré sans doute de celui de Corinthe, qui fut autrefois une ville célèbre par ses belles femmes et sa dépravation.

Telles sont les vues générales que j'aurais à examiner si je traitais, avec tout le développement dont il est susceptible, le sujet de la prostitution : mais renfermons-nous dans la question d'utilité, et voyons plus particulièrement, dans les élémens divers dont ce sujet est composé, ce qui se rapporte à notre ville.

1.º La prostitution est beaucoup trop considérable à Lyon, et cette cité, sous ce rapport, ne le cède peut-être être à aucune des villes qui passent pour les plus corrompues de l'Europe, telles que Berlin, Amsterdam, Venise, Berne, etc. [1]. M. Giraud, ancien commissaire de

---

[1] Il faut s'accuser franchement et de bonne foi, mais il me semble que Rousseau nous a un peu calomniés lors-

police à Lyon, homme fort au-dessus de sa place par son instruction, et qui aimait à former des tableaux statistiques dans la partie administrative dont il avait l'attribution, me disait, peu de temps avant sa mort arrivée en 1819, qu'il était porté à croire, d'après des calculs approximatifs faits dans sa charge et dans plusieurs arrondissemens où il l'avait exercée, que trente mille femmes au moins vivaient dans la ville et les faubourgs de la prostitution ou de ses produits.

2.º La visite des filles publiques a lieu tous les mois seulement, et ce n'est point assez. Il résulte de cette inspection renouvelée à de si

---

qu'il a dit : « Comme à Paris, ni dans aucune autre ville, » jamais rien ne m'est arrivé de semblable à ces deux » aventures (on peut voir les détails de ces aventures » dans les *Confessions*, partie I, livre IV), il m'en est » resté une impression peu avantageuse au peuple de Lyon, » et j'ai toujours regardé cette ville comme celle de l'Eu- » rope où règne la plus affreuse corruption. » Ce jugement absolu, fondé sur deux faits seulement, est au moins léger. C'est presque l'hôtesse de Blois : toutes les femmes de Blois sont rousses et acariâtres. Au reste, le sceptre de la corruption est mobile et ne s'arrête pas long-temps dans les mêmes mains. Toutes les grandes villes l'ont tenu à leur tour : Corinthe, Babylone, Lampsaque furent autrefois célèbres par leurs courtisanes. Il fut une époque dans les temps modernes où les mœurs de Florence étaient le comble de la turpitude et de la licence.

longs intervalles, que telle fille qui a été trouvée saine lors de la visite, parce que le mal était incubé, s'il est encore permis de s'exprimer ainsi, ou inapercevable pour parler plus exactement, peut, en toute sûreté de conscience, s'il éclate le lendemain, en communiquer le dangereux poison pendant vingt-neuf jours, c'est-à-dire, jusqu'à ce qu'une nouvelle visite vienne la séquestrer et la forcer à un traitement. J'établis ici mes preuves *à fortiori* ; on peut aisément faire la part des hypothèses moins dangereuses pour la santé publique, de celles, par exemple, où l'infection s'annonce à une époque plus rapprochée de la visite qui doit suivre, et ne peut par conséquent, toutes choses égales d'ailleurs, s'étendre à un aussi grand nombre d'individus.

3.° Un autre inconvénient non moins grave résulte de ce que ces visites n'ont pas lieu dans tous les quartiers au même jour et à la même heure. Les filles peuvent aisément se substituer les unes aux autres, et celles qui ont été jugées saines dans un lieu de prostitution, représenter dans un autre plus éloigné un pareil nombre de filles infectées, inscrites sur les contrôles, et que les matrones font cacher ou disparaître lorsque la visite est imminente. J'ai même appris (dans l'exercice de ma profession) que

souvent les maîtresses de ces maisons payent
de jeunes ouvrières bien portantes, qui ne se
livrent point habituellement à la débauche,
pour tenir la place de quelques prostituées dont
l'infection est manifeste, et qu'elles ont un
grand intérêt à dérober aux recherches des
visiteurs, parce que, ces filles étant belles et
fort courues, leur service interrompu serait
pour elles le sujet d'une perte considérable.
Les médecins de cette ville qui sont en réputation pour le traitement des maladies vénériennes, reçoivent, tous les mois régulièrement,
et presque toujours à la même époque du mois,
la visite d'un certain nombre de filles dont cha-
cune leur tient à peu près ce langage : « Je ne
viens point pour vous demander des soins et
des remèdes ; je sais à qui m'adresser pour cela ;
j'ai d'ailleurs des recettes traditionnelles que
nous nous communiquons les unes aux autres,
et que j'essayerai avant de consulter pour un
traitement. Je ne veux que savoir si je suis malade, et quelle est la nature et l'espèce de ma
maladie. » Une pareille curiosité n'est point
équivoque ; elle annonce assez clairement que
la personne qui doute de sa santé ne met un si
grand intérêt à connaître son état que pour
s'exposer hardiment à la visite si elle n'a rien à
craindre de sa sévérité, ou pour l'éviter par

l'absence ou autrement si cette mesure la met
dans le cas d'être pour quelque temps séques-
trée. La ruse de ces filles n'est pas moins grossière dans le partage de leur confiance : le médecin qu'elles supposent le plus habile pour
juger de leur maladie, n'est pourtant pas celui
qu'elles préfèrent pour la traiter. Le premier,
en effet, est généralement un homme éclairé,
prudent et honnête, qui indiquerait un traitement méthodique, long peut-être, mais parfaitement sûr ; tandis que le second n'est le plus
souvent qu'un empirique qui met tous ses soins
à guérir, le plus promptement possible, par de
simples topiques, la surface malade, épargnant
ainsi aux personnes qui le consultent tous les
soins de régime et le déboire de remèdes plus
ou moins désagréables, mais aussi s'embarras-
sant fort peu que le mal se renouvelle ulté-
rieurement, et que cette hydre aux cent têtes
expose la jeunesse imprudente à de nouveaux
dangers.

4.° Les visites ont ordinairement lieu par surprise et de nuit (*intempestâ nocte.* VIRG.). Mais
que d'erreurs n'est-on pas exposé à commettre,
lorsqu'il faut juger des nombreux symptômes
qui peuvent provenir de ces maladies, dans un
examen rapide, fait à la lumière artificielle, et
sur des personnes qui emploient toutes les ruses

imaginables pour déguiser leur état! L'examen
de l'arrière-bouche, siége si fréquent de symptômes vénériens dans les siphilis chroniques et,
chez les femmes adonnées à la prostitution, se
fait aussi très-mal à la lumière d'une lampe,
d'une bougie ou d'un rat de cave. On répondra
peut-être à mes observations qu'à l'hôpital des
vénériens de Paris, les visites se font tous les
jours, quelle que soit la saison, à six heures
et demie du matin : mais je répliquerai que des
amis de l'humanité se sont déjà récriés contre
cet usage et s'en sont plaints à l'administration
générale des hôpitaux.

5.º L'hospice consacré dans cette ville au
traitement des filles publiques atteintes de maladies vénériennes, passe pour n'avoir pas des
revenus considérables, et tels qu'il les lui faudrait pour réaliser toutes les espérances que
fait concevoir son institution. Des vues d'économie président nécessairement à toutes les
parties du service, et les savans médecins attachés à cet établissement, MM. Bienvenu et Fai-
vre, sont peut-être gênés, dans l'application des
secours, par le petit nombre autant que par
l'uniformité des moyens curatifs mis à leur
disposition. Il est vrai que les traitemens sont
encore plus bornés et plus uniformes à l'hôpital
des vénériens de Paris, puisqu'on n'y emploie

guère que la liqueur de Wan-Swieten, et la
potion dite sudorifique, pure ou animée avec
un peu de sublimé corrosif. Mais cette pratique
à Paris ne tient point à la pénurie des ressources;
elle provient uniquement des doctrines thérapeutiques professées par les médecins de la maison, ce qui ne doit pas faire règle et loi pour
nous. Pourquoi ne ferait-on point un appel à la
générosité lyonnaise en faveur de cet hospice
mal doté ? Notre ville n'est pas moins généreuse
qu'elle est opulente et magnifique; il n'en est
aucune, sans excepter Paris même, où la bien-
faisance soit à la fois plus active, plus inquiète,
plus tendre et plus délicate : nulle distinction
n'y serait faite, j'en suis certain, quant à l'emploi des secours, parce qu'ici, plus qu'ailleurs,
l'on est imbu de ce principe, que la vraie cha-
rité doit ignorer les fautes de ceux qui souffrent. L'on demandait à Louis XV, après la
bataille de Fontenoy, comment il fallait traiter
les blessés ennemis : *Comme les nôtres*, répondit-il : parole admirable dans la bouche d'un
prince qui avait vu de près le combat et payé
cher la victoire.

6.° Pour achever ce tableau, parlons aussi
des difficultés qui tiennent à la nature même du
sujet que nous traitons. Les maladies vénériennes sont généralement mal connues et mal

traitées en France ; ce n'est pas non plus en
Italie, ni en Allemagne, qu'il faut aller chercher
les meilleures écoles en ce genre. Les Anglais
sont, je crois, nos maîtres dans cette partie de
la médecine ; ils en ont mieux raisonné et appro-
fondi la théorie et la pratique, lorsque nous ne
suivons encore, à beaucoup d'égards, qu'une
aveugle routine. Ils doivent peut-être cet avantage aux nombreux débarquemens de vénériens
qui leur arrivent, sous le pavillon britannique,
de tous les coins de l'univers, avec des symptômes singuliers, diaboliques, si je peux parler
ainsi, tenant à la nature diverse de cette maladie, contractée sous toutes les latitudes possibles, autant qu'aux circonstances particulières
de sa communication, et qui permettent à leurs
médecins de l'étudier sous des formes et dans
des états plus rares pour les autres nations moins
commerçantes de l'Europe. En France, dès
qu'une affection morbifique se manifeste sur
les parties naturelles, surtout dans un individu
qui a quelque habitude de la débauche, on dé-
cide que la maladie est siphilitique ou d'origine
siphilitique. Les Anglais, au contraire, admettent une catégorie très-nombreuse de cas qu'ils
appellent douteux, et ils ne recourent au traitement qu'après avoir attendu un développement ultérieur ou un complément de symptô-

mes. Ils reconnaissent aussi une pseudo-siphilis, comme on reconnaît une fausse variole, une fausse vaccine, des éruptions psoriques qui ne sont point la gale, une rougeole appelée *rubeola*, qui ne tient point lieu de la vraie rougeole (*morbilli*), une toux nerveuse ou férine (*hypertussis*), qui n'est point la coqueluche, etc. [1].

---

[1] Il paraît que les mêmes ressemblances donnant lieu aux mêmes confusions, aux mêmes méprises, existent pour les maladies des animaux, et je m'empresse d'insérer ici, relativement à la morve, une note qui m'a été fournie par mon ami depuis trente ans, M. le professeur Grognier, l'un des plus savans vétérinaires de France. « On déclare un cheval morveux, lorsqu'il offre les symptômes suivans : Ecoulement par les narines, ulcération de la membrane nasale et tuméfaction des ganglions lymphatiques sublinguaux. Ces symptômes tantôt caractérisent une maladie contagieuse presque toujours supérieure aux forces de la nature et aux ressources de l'art; tantôt ils accompagnent une phlegmasie chronique de la muqueuse nasale, due aux causes ordinaires du catarrhe. Ils proviennent quelquefois d'une cause mécanique, comme d'un manche de fouet poussé dans les naseaux par un charretier brutal. On guérit ces deux dernières espèces de morve, et rien ne prouve qu'elles soient contagieuses : mais comme on les confond assez souvent avec la première espèce, on assure que la maladie est curable et qu'elle n'a rien de contagieux. La pthisie pulmonaire elle-même est souvent confondue avec la morve. Toutes ces affections ont sans doute une physionomie particulière, mais souvent

Ils forment aussi une classe de siphiloïdes ou maladies vénériennes dégénérées, qui ne sont plus susceptiles de se communiquer et contre lesquelles le mercure et ses diverses préparations n'offrent qu'un impuissant secours, que l'on soulage ou que l'on fait taire pendant quelque temps par l'emploi des sucs exprimés de certains végétaux pris dans la famille des chicoracées, par le sirop ou les pilules de Mittié qui sont une composition de ce genre, mais qu'on ne guérit bien sûrement et sans retour, comme une longue pratique me l'a appris, que lorsque le malade, et cela me coûte à dire, s'expose à une nouvelle infection et gagne une nouvelle maladie qui l'oblige à recommencer un traitement méthodique par les remèdes ordinaires. Enfin, sous le nom d'hydrargyries, ils désignent un très-grand nombre d'affections pathologiques qui ont un air de famille, qui sont apparentées avec la siphilis et les symptômes siphilitiques, mais qui en proviennent si peu, qu'elles tiennent, au contraire, à l'abus du mercure ou à l'usage intempestif qu'on en a fait. Sans employer la même expression, nous

---

si mal dessinée qu'elle échappe à l'œil d'un vétérinaire même exercé, surtout s'il est privé de signes commémoratifs. »

admettons avec les médecins anglais les maladies nées de cette dernière cause.

Je me suis borné ici au point de vue relatif à la police médicale : s'il m'était permis de traiter la question dans ses rapports avec la médecine pratique, je montrerais facilement comment l'école dite physiologique, qui rejette tout traitement spécifique des maladies vénériennes, a pu réussir, et même fort souvent par le seul emploi des antiphlogistiques; mais je ferais voir aussi que le réformateur français n'a point eu l'initiative de cette doctrine thérapeutique, comme on en peut déjà juger par les théories anglaises ci-dessus exposées, et comme l'attesteraient quelques écrits publiés à Edimbourg et annonçant que cette manière de traiter (*ratio medendi*) avait été essayée en grand, dans certains hôpitaux militaires des Iles Britanniques, affectés aux vénériens, il y a douze à quinze ans, c'est-à-dire à une époque où le système de l'irritation, renfermé dans les bornes modestes de la vérité, trouvait peu de contradicteurs, et était loin d'avoir acquis l'extension malheureuse et imprudente que son fougueux auteur lui a donnée depuis.

Voilà déjà bien des sujets de doute, d'embarras et de perplexité, pour un médecin qui veut prononcer en son âme et conscience sur un cas réputé vénérien, dont l'examen lui est déféré. Imposera-t-il une séquestration pure et simple, une quarantaine, si je peux ainsi parler, à la personne qui se trouve dans quelqu'une de ces hypothèses, ou bien prescrira-t-il le traitement spécifique ordinaire? Mais nous sommes loin d'avoir épuisé les difficultés attachées à la solution de ces questions délicates. En voici encore quelques-unes que je ne peux m'empêcher de joindre aux précédentes.

Une femme éprouve une leucorrhée. On regardera, avec raison, cet écoulement comme suspect, si la matière qui s'échappe de la vulve a une couleur verdâtre, ou si elle ressemble à une sérosité âcre, deux circonstances qui annoncent une action organique peu conforme à l'état physiologique. On fera également bien de s'en méfier, si les parties qui fournissent ce flux ou avec lesquelles il est en contact, sont enflammées; mais si rien de semblable n'a lieu, peut-on prononcer avec une entière certitude que ce n'est point là une blénorrhée, et que la femme ainsi affectée ne peut rien communiquer aux hommes qui auront des rapports avec elle? Non sans doute, et j'ai vu quelquefois des écoulemens en apparence très-âcres, n'avoir aucun mauvais résultat pour les hommes qui s'exposaient à leur communication; et j'ai vu, un bien bien plus grand nombre de fois, des flux par le vagin que l'on aurait jugés très-bénins à leur aspect, donner lieu aux symptômes les plus violens et les plus durables.

Il y a plus : une femme visitée avec le plus grand soin et plusieurs jours de suite, n'éprouve ni écoulement, ni inflammation, ni érosion des parties naturelles, en un mot aucun symptôme ostensible d'irritation dans les organes extérieurs de la génération, et cependant la plupart des hommes qui ont le malheur de communiquer avec elle sont infectés. Comment cela se peut-il faire? Le plus souvent la chose arrive ainsi, lorsque la matrice ou les parties profondes du vagin sont atteintes d'une irritation ou inflammation spécifique, c'est-à-dire, d'origine ou de nature vénérienne, et c'est là l'hypothèse où se trouvent un grand nombre de filles publiques qui, faisant leur métier de la prostitution, se hâtent de guérir par des applications empiriques, au risque des renouvellemens et récidives graves qui en peuvent résulter, les chancres, les écoulemens et les symptômes primitifs dont elles sont atteintes. L'infection dans un plus petit nombre de cas peut aussi s'expliquer autrement.

Nous ne réputons atteint de symptômes vénériens que l'individu qui éprouve une alté-

5..

ration organique tombant sous les sens. Mais
c'est trop restreindre la catégorie immense et
presque infinie des effets ou des phénomènes ;
c'est réduire l'inépuisable variété de la nature
à la mesure bornée et mesquine de nos concep-
tions. Nous disons alors avec assurance que le
mal est incubé, expression qui heureusement a
vieilli dans le langage de la bonne médecine ,
lorsque déjà il existe, mais dans un état où nos
regards ne peuvent point encore le découvrir,
où la sensibilité organique et la contractibilité
organique insensible, en sont seules affectées,
et où celui qui l'éprouve n'en a ni la conscience
ni le sentiment. Une femme, dans cet état,
peut-elle transmettre à un homme le mal absolument inaperçu dont elle est atteinte ? Je suis
porté à le croire; mais il faut que l'homme, dans
ces circonstances données, réunisse au plus haut
degré les conditions requises pour être infecté,
et il est très-certain que la plupart passeront au
milieu de ce feu mal allumé, sans se brûler.

Quelques notions sur la contagion, si c'était
ici le lieu de les exposer, donneraient à ces
idées la clarté et l'évidence dont elles ont besoin. Il me suffira de dire que la contagion est
à mes yeux une conception vitale de la partie
qui l'éprouve; que la vie reçoit dans cette partie
une modification spécifique ou *sui generis*, que

tendent à répéter d'abord les tissus ou organes sympathiques et ensuite d'autres organes et d'autres tissus qui ont peu de rapports dans l'état naturel, mais qui en acquièrent de plus intimes et contractent une sorte de responsabilité solidaire dans l'état pathologique. Dire que la contagion s'opère par des animalcules ou vers microscopiques qui se transmettent de l'individu malade à l'individu sain dans leurs communications, c'est exprimer seulement un des nombreux effets ou moyens de cette force prodigieuse d'irritation considérée dans ses actes morbifiques, qui passe dans certaines conditions encore mal déterminées d'un être animé à un autre, qui change, confond, bouleverse et désorganise tous les tissus, et qui produit dans l'un des vers visibles ou invisibles, dans l'autre des hydatides, dans un autre des indurations, dans un autre des squirres, etc. etc. Tel individu, à qui une gastro-entérite cause des vers ascarides ou lombrics dans son enfance, peut éprouver, par le renouvellement de la même maladie dans son âge mûr ou dans sa vieillesse, une dégénération squirreuse de l'estomac et des intestins. Je m'arrête-là, craignant qu'entraîné par des vues de médecine pratique, je ne passe les limites où doit se renfermer une simple question de police médicale.

On voit facilement, d'après tout ce que j'ai
dit, que les visites des filles publiques manquent
souvent le but d'utilité pour lequel elles ont été
instituées; d'une part, parce qu'elles se font mal
et irrégulièrement, et de l'autre, parce que la
question qu'elles embrassent est complexe, délicate, cachée dans les mystères de l'organisation, et que les sens, le savoir et la sagacité du
plus habile médecin ne peuvent atteindre à tous
les élémens, à tous les incidens dont elle se
compose. Cette mesure de salubrité publique
confond inévitablement bien des choses; elle
expose à des réclusions et à des traitemens mercuriels des femmes qui n'ont pas même de symptôme vénérien, et souvent elle déclare saines
des femmes très-anciennement et très-profondément infectées. Si l'on continue à tolérer la
prostitution, et je ne suis pas assez vain pour
croire que l'opinion isolée d'un bon citoyen puisse
prévaloir contre l'usage, cette partie du service
de santé demande quelques changemens et quelques réformes. Peut-être serait-il mieux encore
de chercher un autre moyen de rendre la prostitution moins dangereuse; car, pour terminer
cette lecture par une réflexion générale, comme
j'ai terminé celles qui précèdent, je dirai franchement que ces visites, utiles sans doute à la santé
publique, ne sont point dans l'intérêt des mœurs.

SEPTIÈME LECTURE.

DE L'AVORTEMENT ARTIFICIEL.

La médecine légale et la police médicale ont de nombreux points de contact ; l'une s'arrête souvent où commence l'autre, et beaucoup de questions d'un haut intérêt pour la société ne peuvent être bien résolues que par la combinaison ou le concours de leurs moyens respectifs. On le remarquera plus particulièrement pour le sujet que nous allons traiter. Ainsi l'infanticide offre un crime à punir dont le médecin légiste est chargé d'établir les preuves ; et la même question, considérée sous d'autres rapports, offre aussi un crime à prévenir par la création d'établissemens consacrés aux filles-mères. C'est sous ce dernier rapport que nous devons ici nous en occuper.

L'avortement artificiel, ou opéré par des moyens coupables, donne lieu à deux genres d'infanticide : l'enfant peut être tué dans le sein de la mère, et dans ce cas il est expulsé mort de la matrice ; ou bien ces pratiques criminelles déterminent des contractions utérines par l'effet

desquelles le fœtus est rendu vivant, mais ne
tarde point à périr. Stoll voulait que le nom
d'aborticide fût réservé au premier genre d'infanticide [1]. Ces distinctions, utiles sans doute à
l'enseignement, qui veut des définitions rigou-
reuses, qui exige la méthode et l'exactitude dans
les moindres choses, n'ont aucun résultat pratique capable de nous intéresser ; je me borne
donc à les indiquer sans leur donner d'autre
suite.

L'infanticide est un des crimes les plus communs à Paris, et même on l'y commet sans
beaucoup de mystère. Lorsqu'une maison opulente et montée sur un pied où les dépenses
absorbent entièrement les revenus, est mena-
cée, par la naissance prochaine d'un nouvel
enfant, de réductions humiliantes dans le luxe
qu'elle étale, on s'arrange avec un de ces misé-
rables qui font trafic, métier et marchandise de
ce genre de crimes, et, moyennant récompense
honnête, si je peux ainsi parler, on arrête les
progrès d'une fécondation dont le produit eût
été un sujet de gêne et de réforme. Je tiens ces
remarques sur cette infamie d'un grave et illustre magistrat que les devoirs de sa charge

---

[1] *Quædam ad medicinam forensem pertinentia. Pars
sexta Rat. med. Viennæ.* 1790. in-8.°, pag. 320.

appelaient à connaître et à juger toutes les espèces de crimes et dans toutes les classes de la
société, et qui ne pouvait assez déplorer avec
moi de pareilles horreurs.

L'infanticide n'est guère moins commun parmi
nous en raison de la population ; on peut même
dire qu'il est à Lyon de pratique populaire ;
mais il s'exerce dans l'ombre et le mystère, et
ce n'est jamais, ou presque jamais, le luxe et
l'avarice qui le font commettre. L'honneur,
qui n'est souvent qu'une honnêteté d'étalage ou
de parade, impose quelquefois à la nature ce
sanglant et douloureux sacrifice. Hors ces cas,
l'infanticide est à peu près inconnu dans la classe
aisée de nos concitoyens. Depuis trente-un ans
que j'exerce la médecine, j'ai été très-souvent
appelé dans les derniers rangs de la société pour
remédier aux effets de ce crime ; mais je ne l'ai
observée qu'une fois dans les rangs élevés. Voici
les faits ; ils peuvent servir de leçon, et ne sauraient accuser personne, vu l'émigration ou la
mort des individus qui figurent dans ce récit.
En 1812, une maison qui s'était enrichie en
peu d'années par des spéculations toutes heureuses, fut contrariée dans ses projets de faste,
de luxe et de magnificence, par des symptômes
vagues de grossesse qui annonçaient la naissance d'un cinquième enfant. On trouvait bien

d'en avoir quatre, mais un de plus dérangeait tous les plans qu'on avait formés. Bientôt l'état de madame ne fut point équivoque, et l'on s'adressa pour le faire cesser à je ne sais qui ; je n'ai même jamais voulu le savoir, quoique la proposition de me dire son nom m'ait été faite et plusieurs fois renouvelée. Le barbare opérateur détruisit ce dernier fruit de l'amour dans le sein qui l'avait conçu, mais le crime égara sa main : il perfora le col de la matrice dans l'étendue d'un demi-pouce. La nature se chargea de punir cette famille avide, cette mère dénaturée, et le châtiment fut terrible. Vingt-six mois de chevet ou de chaise longue, et un état de langueur, de dépérissement et de faiblesse, que l'on m'assure exister encore aujourd'hui, furent les résultats de cette coupable imprudence. La malade fut plusieurs fois dans un danger imminent de mort, et ce n'est qu'à force d'art, de soins et de bonheur que je parvins à la sauver. Cette longue et cruelle maladie a ouvert un compte de frais et de dépense, que je porte, selon la plus faible estimation, à quarante mille francs, somme bien supérieure sans doute à celle qu'auraient absorbée la naissance d'un nouvel enfant, son éducation et tous les soins qu'il eût fallu prendre de lui pour en faire un homme. On a souvent dit que le crime était un faux calcul : cette vérité est démontrée ici d'une manière mathématique.

A la suite de l'entretien dont j'ai parlé ci-dessus, je demandai au célèbre magistrat qui me faisait l'honneur de causer aussi familière-ment avec moi, pourquoi ce genre d'infanticide était si rarement un sujet de procès criminels. Une femme, lui disais-je, qui tue son enfant au moment de la naissance, ou peu de temps après qu'il est né, a bien plus de moyens pour dérober à la justice la connaissance de son crime que celle qui est obligée de se donner des com-plices ; et cependant la première espèce d'in-fanticide occupe souvent les cours d'assises, tandis que la dernière n'y figure presque jamais. La justice, me répondit-il, a souvent informé avec une extrême sévérité contre les délits de cette nature, pour en arrêter, par des châti-mens exemplaires, l'effrayante continuation ; mais elle n'a le plus souvent recueilli que des preuves imparfaites, équivoques ou insuffisantes, et la vraie justice ne doit pas procéder d'après des hypothèses et des inductions ; jurés et ma-gistrats ne sont déjà que trop enclins en France à former leur conviction de cette manière. On ne peut se passer de faits matériels bien cons-tatés, et pour punir ce genre d'infanticide, le plus commun de tous, il faudrait des témoins

irrécusables, oculaires et auriculaires; il faudrait, en quelque sorte, surprendre les coupables *flagrante delicto*.

L'infanticide, selon les peuples, les temps et
les croyances, a paru plus ou moins odieux.
Les chrétiens l'ont en horreur; il est détesté par
les juifs qui attachent tant de prix à la fécondité.
Il fut très-commun à Rome vers la fin de la république, et sous le règne des premiers empereurs. Les Chinois ne le regardent pas absolument comme un crime. Non-seulement il est
toléré parmi eux, mais il y est pratiqué assez
publiquement.

Les anciens avaient inventé, pour opérer
l'aborticide, un instrument dont le nom seul
est, je crois, arrivé jusqu'à nous; ils l'appelaient
embryosphacten, comme qui dirait *tueur d'em-
bryon*. C'est, je pense, d'un instrument analogue
que se servent à Lyon la plupart des femmes
qui lèvent un impôt sur la faiblesse des malheureuses filles et leur procurent des avortemens. Cette opération grossièrement exécutée,
et par des mains que ne guide aucune connaissance de l'anatomie, immole souvent deux victimes au lieu d'une; le fait que j'ai cité ci-dessus
le démontre jusqu'à l'évidence. D'autres femmes,
non moins scélérates, mais plus avisées, emploient des injections..........; d'autres injectent

dans le vagin.............; d'autres exposent les parties naturelles à la vapeur de............., etc. Le crime a depuis long-temps abandonné les breuvages et boissons emménagogues, comme des moyens infidèles [1].

---

[1] J'ai substitué des points aux passages de cette lecture où j'avais indiqué les pratiques usitées parmi le peuple de Lyon pour opérer l'avortement. En publiant de pareils détails, je croyais faire une chose utile; je pensais qu'il ne fallait laisser à qui que ce soit le monopole des vérités dangereuses; que le plus sûr moyen d'en atténuer les effets nuisibles était d'en rendre la connaissance commune à tous; je croyais que la vérité porte toujours avec elle son antidote, et que, semblable à la lance d'Achille, elle guérissait d'un côté les blessures qu'elle faisait de l'autre. Des hommes plus prudens en ont jugé d'une autre manière. M. le préfet du département du Rhône, dont personne plus que moi ne respecte l'administration éclairée, a paru exiger cette suppression; des amis dévoués, dont les sages conseils sont pour moi des ordres absolus, exprimèrent le même sentiment. Enfin, je me rappelai que l'Institut de France avait fermé ses portes, en 1815, lorsqu'il entendit la lecture d'un savant mémoire sur les propriétés délétères de l'acide prussique; qu'il craignit la publicité d'un pareil travail, et se constitua en comité secret pour en discuter les diverses parties. Telles sont les raisons qui m'ont déterminé à ce sacrifice. Je n'éprouve qu'un regret de l'avoir consommé, c'est celui de la lacune qu'il laisse à l'exposition de nos mœurs locales, à laquelle j'aurais voulu ne pas cesser un instant d'être fidèle dans le cours de cet écrit.

Il peut être utile à un médecin honnête de
connaître ces différentes pratiques, non-seulement pour prononcer avec une entière connaissance de cause sur des cas d'infanticide
soumis à son examen, mais encore pour avoir
à sa disposition et comme sous sa main tous les
moyens d'action et de puissance qu'embrasse
l'exercice de son art. Il a toujours passé pour
conforme à une bonne morale que le médecin
ne devait pas hésiter, lorsqu'il avait à opter
dans la délivrance d'une femme arrivée au terme
de sa grossesse, entre la conservation de la mère
et celle de son fruit. C'est par une extension
de la même doctrine qu'il faudrait juger la
conduite qu'il aurait à tenir dans l'hypothèse
suivante : si une femme dont le bassin serait
conformé de la manière la plus défectueuse,
ayant été accouchée d'un premier enfant et
préservée de la mort comme par un prodige,
avait le malheur de devenir grosse une seconde
fois, malgré tous les avertissemens qui lui auraient été donnés d'éviter le renouvellement
d'un pareil état, le médecin serait-il coupable
aux yeux de la nature et de l'humanité, de
conseiller et de pratiquer l'avortement ? J'ai eu
le bonheur jusqu'à présent de n'avoir à traiter
avec ma conscience pour aucun cas de cette espèce ; mais s'il s'en offrait un à moi, après avoir

pris l'avis des médecins les plus instruits et les plus éclairés dans leur probité, après avoir consulté les plus habiles casuistes, je me déterminerais, en supposant que toutes les voix fussent conformes et pour l'affirmative, à opérer l'aborticide, mais ce ne serait par aucun des moyens ci-dessus indiqués que je chercherais à le procurer. Il en est un, moins connu que les autres, qui me paraît à la fois plus prompt et plus sûr, et ce moyen, c'est l'électricité.

Schurigius rapporte qu'une femme enceinte, ayant été frappé de la foudre, n'en éprouva aucun mal, mais accoucha de suite et prématurément de l'enfant qu'elle portait dans son sein, et qui fut foudroyé médiatement. Il faut peu s'étonner de ce que la mère n'éprouva aucune commotion dangereuse d'un accident qui ôta la vie à son enfant, d'après ce qui arrive dans les maladies épidémiques et contagieuses où souvent les fœtus périssent dans le sein maternel, lorsque les mères sont à peine atteintes de ce fléau. Sigaud de Lafond, savant physicien, qu'il ne faut pas confondre avec son homonyme Sigault, chirurgien, inventeur de la symphysiotomie, recommande expressément de n'employer qu'avec des ménagemens infinis les traitemens électriques pour les femmes grosses. L'électricité appliquée à nos organes, parmi les nombreux et

singuliers effets qu'elle opère sur eux, y détermine une force expulsive qu'on n'a point
assez remarquée. J'ai publié, il y a près de vingt
ans, dans une note de ma traduction des maladies chroniques de Quarin, une méthode dont
j'ai lieu de me regarder comme l'inventeur,
pour faire rendre le ténia ou ver solitaire, et
qui consiste à donner au malade un purgatif
simple, de la poudre de jalap, par exemple,
et, pendant l'effet du remède, à déterminer
quelques chocs électriques sur le ventre, avec
la bouteille de Leyde. Ce moyen opère ici un
double effet : il engourdit le ver et augmente
considérablement le mouvement péristaltique
qui tend à l'expulser. Il m'est souvent arrivé,
après avoir pris un simple laxatif, de diriger
sur le ventre quelques commotions électriques, et, sous leur influence, d'obtenir des
selles aussi abondantes, aussi réitérées que
j'aurais pu les attendre du purgatif le plus
énergique.

Il y a plus, c'est que l'électricité paraît avoir
une action particulière sur les organes de la
génération. Un physicien imprudent, à une
époque où l'application de l'électricité au corps
humain était un empirisme grossier et à peine
raisonné, ayant déterminé sur sa verge en
érection une commotion avec la bouteille de

Leyde, fut tué sur-le-champ, comme s'il eût été frappé de la foudre.

La crainte des lois et des châtimens étant impuissante pour prévenir le crime des avortemens artificiels, la philanthropie a imaginé divers moyens de le rendre plus rare. L'un des plus propres à atteindre ce but, serait la création d'hospices où les filles-mères trouveraient en même temps le secret de leurs faiblesses et tous les secours que réclame leur état. On ne peut trop admirer un établissement de ce genre fondé à Vienne par Joseph II, et destiné à servir de modèle. « Cette maison est toujours fermée, » mais elle s'ouvre au son d'une cloche, à toute » heure du jour et de la nuit ; aucune question » n'est faite à la personne qui se présente : elle » doit cependant apporter avec elle un billet » cacheté, contenant son vrai nom de baptême » et de famille. L'accoucheur inscrit au dos le » numéro de la chambre qu'elle doit occuper. » Elle conserve ce billet, toujours fermé, et » l'emporte tel à sa sortie. On ne prend ces » précautions que pour pouvoir, en cas de mort, » constater les décès et prévenir les familles. » On peut y entrer voilée ou masquée et y rester » dans cet état, sortir de suite ou y demeurer » plus long-temps, emmener son enfant ou le » laisser dans la maison. L'année où cet établis-

» sement fut fondé, 748 enfans y reçurent le
» jour; en 1799, leur nombre s'élevait à 2,115[1].»
Un pareil asile épargnerait aux filles-mères l'embarras des déclarations à la justice de paix, qui
ne sont pas pour elles absolument obligatoires,
dont la plupart se dispensent, guidées en cela
par une fausse honte, et qui d'ailleurs ne pro-
duisent pas tout le bien pour lequel on les a
instituées.

D'autres réformes, qu'il n'est pas sans utilité
d'indiquer ici, pourraient efficacement concourir
à ce but, et, par exemple, la suppression de toute
espèce de peine ou de châtiment à l'égard des
filles qui ont eu le malheur de se laisser séduire.
Rien de semblable, je le sais, n'existe dans nos
lois civiles, mais notre droit canon est plus
sévère. Un auteur allemand, qui a écrit d'excellentes choses sur l'infanticide, Wasda, est per-
suadé qu'un sûr moyen d'arrêter les progrès de
ce crime, passé presque en habitude dans toutes
les grandes cités, serait l'immunité civile et
ecclésiastique. Cette vue est exagérée sans
doute, mais elle ne doit pas être entièrement
méprisée[2].

---

[1] Vienne. Précis historique. Description. Gouvernement, Finances, Commerce. Paris, in-8.°, 1809, p. 46.

[2] Si l'on en croit une anecdote de Mme de Genlis,
insérée dans ses *Souvenirs de Félicie*, les malheureuses

Je ne pousserai pas plus loin ces considérations, mais je terminerai cette lecture, selon
l'usage que j'ai adopté dans le cours de ce mémoire, par une observation générale. Est-il
permis, dans les tableaux de philosophie morale, de représenter les mœurs particulières
aussi mauvaises qu'elles le sont? Je le pense,
et les détails bien affligeans pour l'humanité,
dans lesquels je suis entré au sujet de l'infanticide, établissent assez mon opinion à cet égard.
J'ai peint ce crime des plus noires couleurs; j'ai
exprimé toute l'horreur qu'il m'inspire; j'ai trop
généralisé peut-être, mais j'ai fait à peu près
comme ces anciens Grecs qui forçaient des es-
claves à s'enivrer, et rendaient ensuite leurs
enfans témoins de la dégradation, de la turpitude et de l'abrutissement auxquels conduit le
vice le plus honteux de tous, celui de l'ivro-
gnerie.

---

faiblesses des jeunes filles seraient punies à Bremgarthen,
en Suisse, de la manière la plus odieuse. Si le fait n'est
pas faux, il est au moins inexact. On peut accorder plus
de confiance au récit suivant. Dans les cantons catholiques
de la Suisse que j'ai parcourus, les filles qui ont fait un
enfant sont libres de ne pas assister aux processions des
fêtes de la Ste.-Vierge : si elles y paroissent, elles ne doivent y être vues qu'en tablier de couleur; celle qui s'y
présenterait en tablier blanc serait exposée à voir ses vêtemens déchirés et mis en pièces par ses compagnes.

HUITIÈME LECTURE.

SUR L'HYDROPHOBIE.

Scribebam in aere lugdunensi.

J'ai décrit cette maladie telle que je l'ai
observée parmi nous dans son état anomal.

On a souvent à traiter l'hydrophobie dans
notre ville : les sujets de nos observations, par
rapport à cette maladie, sont rarement les habitans de la cité, mais bien plutôt quelques
individus appartenant à cette population labo-
rieuse qui couvre le sol fertile appelé la Campagne de Lyon [1].

Plusieurs causes concourent à rendre l'hydrophobie si fréquente dans la banlieue de cette

---

[1] Cette dénomination est technique. Lorsque l'assem-
blée constituante organisa en 1790 les nouvelles jurisdic-
tions de la France constitutionnelle, elle sépara l'administration de la ville et celle des nombreux villages qui
l'environnent. Elle forma de ces derniers un district à
part, qu'elle nomma la Campagne de Lyon. En décembre
1794 (Nivôse an 3), je fus nommé par ce district élève à
l'école de santé de Montpellier.

ville, et d'abord les battues qui se renouvellent trop rarement, et qui manquent souvent leur but, parce que le pays est trop découvert, et que le repaire des animaux malfaisans est plus difficile à cerner; et ensuite les pratiques superstitieuses relativement à cette maladie qui ne sont nulle part aussi nombreuses qu'ici, et qui n'exercent nulle part un si grand empire sur l'esprit de la multitude. Je ne sais quelles sont les ressources des autres provinces, mais je ne crois pas qu'en ce genre aucune d'elles soit plus riche que la nôtre. Nous avons ici des breuvages en réputation contre la rage, des infusions, des poudres, des omelettes, des fricassées, qui en préservent sûrement; une clé de St. Hubert et une compagnie de chevaliers organisée sous le nom de ce saint, dans laquelle il suffit d'être reçu, après les abondantes libations d'un crapuleux noviciat, pour n'avoir jamais rien à craindre de cette maladie, fût-on mis en pièces par les dents d'une bête enragée, même bipède [1]. On sent combien de pareils pré-

---

[1] St. Hubert est le patron des chasseurs si exposés par état à la morsure des animaux féroces, et par conséquent à la rage. C'est sous les auspices de ce saint que sont placés les rendez-vous de chasse; c'est sous son vocable que l'on érige les chapelles et les oratoires des bois. Les messes de chasse lui sont consacrées, et de grands

servatifs sont illusoires et ridicules, et combien ils exposent, par la funeste confiance qu'ils inspirent, une multitude ignorante et crédule à la plus terrible de toutes les maladies contagieuses. Les animaux enragés, grâce aux soins d'une police de sûreté bien faite, sont bien moins communs aux environs de Londres que partout ailleurs.

Ce sont ces raisons, et ces circonstances de localité qui m'engagent à traiter spécialement ici de l'hydrophobie. Je sentais l'avantage de publier et de rendre populaire une instruction raisonnée sur les parties de ce sujet que l'observation semble avoir moins éclairées que les autres, lorsque j'écrivis, il y a quelques années, une dissertation sur l'hydrophobie. A peine était-elle terminée que je la livrai aux flammes, sans pouvoir trop me rendre compte aujourd'hui des raisons qui me déterminèrent alors à ce sacrifice; j'en ai conservé le canevas que je vais reproduire, et qui donnera une idée de mon travail.

Je ne me proposais donc point, je le répète, de traiter de cette maladie sous ses formes les

maîtres les ont embellies quelquefois par l'harmonie d'une partition savante. On cite en France une messe de chasse par Gossec, que l'on dit d'un grand effet.

plus usitées, qu'on a d'ailleurs mille fois décrites. Il m'eût été cependant facile de le faire, ayant vu dix fois cette maladie dans son état normal, pendant huit ans d'exercice comme médecin dans la campagne de Lyon, et pendant dix-huit ans de séjour et de pratique dans cette ville. Toutes ces formes se ressemblent, et leur étude a été jusqu'à présent d'un médiocre avantage pour éclairer la nature intime de cette maladie et le traitement qui lui convient. Une seule lacune se faisait remarquer dans ces observations sur la forme la plus commune de l'hydrophobie, et cette lacune, M. Trolliet l'a remplie, dans ces derniers temps, avec un dévoûment digne d'éloge ; c'était une autopsie cadavérique plus minutieuse et plus exacte des individus qui avaient succombé [1]. Morgagni, à l'époque où il écrivait, avait signalé ce vide, et avait placé parmi les *desiderata* relativement à cette maladie les notions propres à le combler [2].

J'avais un autre but : je voulais suivre les traces de la nature dans des directions, dans des allures où elle avait été peu remarquée ; dans

---

[1] Observations et recherches d'anatomie pathologique sur la rage. Lyon, 1819 et 1820. in-8.°

[2] *Ego quidem pro tam retrusa atrocissimi alioquin morbi natura, fortasse pauciores adhuc habitas esse dissectiones addubito, etc.* (De sed. et caus. epist. *VIII*, 22.)

les formes avortées, irrégulières, imparfaites, qu'affecte quelquefois cette maladie; dans l'ordre, souvent équivoque et interverti, selon lequel se combinent ses élémens. Je voulais faire pour l'hydrophobie ce qu'on a fait de nos jours pour la gastrite. On ne connaissait autrefois que la gastrite aiguë, que cette gastrite si grossièrement dessinée qu'elle est évidente pour tout le monde. Une analyse plus exacte des symptômes a fait découvrir, dans ces derniers temps, des gastrites anomales, chroniques et tellement masquées par les symptômes sympathiques, qu'il est presque impossible à l'observateur le plus attentif de les reconnaître. Pourquoi l'hydrophobie n'aurait-elle point aussi ses variétés, qui exposent le médecin à la confondre avec d'autres maladies, et qui rendent son diagnostic difficile à déterminer?

Je traiterai d'abord des hydrophobies intermittentes, et la plupart le sont à leur origine. La nature montre généralement beaucoup d'hésitation au début de cette maladie : elle commence son travail, l'interrompt brusquement, le reprend tout-à-coup, le cesse encore, y revient de nouveau. J'ai vu des formes intermittentes beaucoup plus prononcées ; j'en pourrais citer trois exemples : le plus remarquable m'a été fourni en 1808 par une jeune vache, au

domaine de la Bachasse, commune de Ste.-Foy-
lès-Lyon, qui, six semaines après avoir été
mordue par un chien de basse-cour enragé,
éprouva les plus violens symptômes de l'hydrophobie, quoique dans cette espèce la maladie prenne en général un caractère remarquable de douceur et de modération, comme
j'aurai occasion de le répéter ailleurs avec plus
de développement. Dans sa fureur elle était
inabordable et mettait en pièces, avec ses dents,
les boiseries de la crèche et du râtelier où elle
était attachée. Cette rage s'arrêta tout-à-coup,
et l'animal cessa de refuser les boissons et les
alimens ; elle reprit ses habitudes douces et pa-
cifiques pendant plus de six mois. Alors la rage
se manifesta de nouveau, mais avec moins de
violence, et cette fois l'animal y succomba.

A cette exposition succèdera celle des hydrophobies chroniques ; je n'en ai vu qu'un exemple, mais si frappant que je ne l'oublierai jamais. Un gentilhomme Auvergnat, âgé de vingt-
huit ans, éprouvait, depuis quelques mois, une
aversion pour l'eau qui m'avait frappé. L'idée
d'un bain à prendre lui causait des frayeurs
inexprimables ; l'entrée dans l'eau était suivie
de frissonnemens, de transports et d'une agitation extrême ; sa voix était rauque et grosse ;
ses yeux paraissaient quelquefois étincelans ;

lorsqu'on lui demandait s'il souffrait et en quel
endroit, il désignait le pharynx et le commencement de l'œsophage; il se plaignait d'y éprouver quelquefois de la chaleur, plus souvent un
resserrement incommode. Il préférait pour
boisson, dans ses repas, le lait ou l'hydrogale à
l'eau pure. Habituellement sombre, taciturne,
mélancolique, il sortait quelquefois de cet état
pour se livrer à des actes violens et furieux. Il
était d'ailleurs plein de sens, de jugement et de
raison; on le prenait dans le monde pour un
original, mais non pour un fou. Les médecins
qui lui avaient donné des soins avant moi, traitaient sa maladie de manie, d'hypochondrie,
de vésanie, de névrose, et ils en attribuaient
la cause à quelques chagrins domestiques. Je
trouvai ce diagnostic et cette étiologie assez
conformes à la nature des symptômes et aux
nombreuses contrariétés · que le malade avait
éprouvées. Je continuai donc, mais avec d'autres agens thérapeutiques, le traitement qu'on
avait déjà fait. Un jour que je causais familiè-
rement avec le malade, et dans un de ses bons
momens, le hasard ayant fait tomber la conver-
sation sur l'hydrophobie, il m'apprit que, quatorze ou quinze mois avant sa maladie, il avait
été léché au visage par un chien de chasse languissant plutôt que malade, et qui, quelques

jours après, succomba à la rage la mieux caractérisée. Il éprouva dès-lors une si grande crainte de devenir enragé, qu'il quitta Nevers, où il faisait sa résidence habituelle, pour se retirer aux environs de Gannat, département de l'Allier, dans un vieux château ruiné et presque abandonné qu'il y possédait. Il y passa cinquante jours, ne voyant personne et livré aux plus sinistres pressentimens. Après cette quarantaine, aucun symptôme ne s'étant manifesté, il se crut pour jamais préservé du mal qu'il craignait ; il quitta sa solitude et retourna dans le monde, ne pensant plus à son accident et ne m'en parlant alors que fortuitement et pour mémoire. Un an entier s'écoula entre son retour dans ses foyers et la manifestation de la maladie dont j'ai ci-dessus exposé les symptômes. Je parvins à la guérir, mais après un long traitement, et par l'usage combiné de la valériane portée à la plus haute dose, de la magnésie et du castoréum. Beaucoup de médecins, qui veulent assujettir l'inépuisable variété de la nature aux formes systématiques, absolues et didactiques de nos sciences, oubliant que celles-ci sont des choses de pure invention, des méthodes pour étudier et rien de plus, contesteront dans ce sujet l'existence de l'hydrophobie, mais elle me paraît évidente ; la maladie semble frapper de son

cachet tous les symptômes, et je trouve d'ailleurs mon opinion confirmée par une observation non moins remarquable de M. Larrey [1].
Un soldat avait été mordu, vers l'âge de 14 à
15 ans, par un chien bien décidément enragé;
il éprouva pendant sept ans, c'est-à-dire jusqu'à sa mort arrivée en 1821, une foule de
symptômes singuliers dont le plus constant fut
une aversion pour l'eau pure, même au milieu
des chaleurs de l'été, et parmi ses compagnons
d'armes qui s'en abreuvaient. Deux fois on lui
fit changer de régiment, et ses camarades cher-
chèrent toujours à s'éloigner de lui. Après sept
années d'une vie aussi inquiète, aussi agitée,
il éprouva les symptômes les moins équivoques
d'une hydrophobie aiguë, à laquelle il succomba
en peu de jours.

L'examen des hydrophobies qui se manifestent sous des formes avortées et incomplètes,
aurait immédiatement suivi, attendu que ces
hydrophobies affectent en général une marche
chronique, ce qui les rattache, au moins sous
ce rapport, à la classe précédente. J'en ai observé quelques-unes, et la plupart provenaient
de la bave déposée par l'animal enragé, au

---

[1] Considérations sur la fièvre jaune. Paris, 1822. in-8.°
2.° édition.

moyen du lèchement ou de tout autre contact, sur quelque partie d'un corps sain. Bernardin de St.-Pierre en est un exemple assez remarquable. A une époque de sa vie, et sans autre cause que quelques chagrins auxquels son caractère égoïste et peu délicat pour ceux qui l'ont personnellement connu, ne dut pas le rendre fort sensible, il fut pris d'une aversion pour l'eau, qui allait jusqu'aux craintes les plus ridicules ; il ne pouvait en voir, encore moins en toucher ; il éprouvait des spasmes, des frémissemens involontaires quand il lui fallait passer un pont, une rivière, ou seulement regarder dans un réservoir plein d'eau. Il se demanda plusieurs fois s'il avait été touché ou mordu à son insu par quelque animal atteint de la rage [1]. L'observation suivante, rapportée par le docteur Villars, professeur à la faculté de médecine de Strasbourg, est encore plus concluante. « J'ai vu, dit-il, deux hydrophobes qui » n'avaient que des symptômes très-incomplets » de cette cruelle maladie. Ils avaient été mordus » par un loup évidemment enragé, mais telle- » ment épuisé, que ses dents étaient émoussées, » et ne pouvaient que déchirer, au lieu de » mordre, lorsqu'il fut tué dans le village

---

[1] Voy. le préambule de l'Arcadie.

» même. Ceux qu'il avait mordus, conservèrent
» des traces d'hydrophobie pendant près de cinq
» mois ; ils pouvaient manger et non pas boire.
» Ils furent frictionnés peu de temps après leurs
» morsures ; le cinabre, les amers, la valériane
» et les autres antispasmodiques, pris au prin-
» temps, achevèrent de les guérir quatre mois
» après [1]. »

Je traiterai ensuite de ces hydrophobies qui
surviennent tout-à-coup et comme épiphéno-
mènes dans certaines fièvres cérébrales, dans
quelques typhus, dans quelques cas de névroses
hystériques, et même, quoique rarement, dans
la grossesse. On trouve divers faits de ce genre
dans le *Ratio medendi* de Valent. Hildenbrand,
dans la Clinique de M. l'Herminier, dans une
Dissertation de Tribolet : *De hydrophobiâ sine
morsu prævio* [2]. On en trouve un plus grand
nombre et de plus curieuses encore dans le
Dictionnaire des merveilles de la nature, par
Sigaud de Lafond [3]. J'en ai vu un exemple
frappant sur la personne de M. D., négociant
de cette ville, mort vers le milieu de mai 1811,

---

[1] **Principes** de médecine et de chirurgie. Lyon. 1797.
in-8.º p. 72.

[2] **Voy.** le *Sylloge* de Baldinger.

[3] Tome II., p. 177 et suivantes.

d'une pleuro-pneumonie avec des symptômes ataxiques. Il éprouva le sixième jour de sa maladie un violent accès d'hydrophobie qui dura vingt-quatre heures. Il mourut, mais non de l'hydrophobie ; elle avait cessé depuis quelques jours, lorsque la splénisation du poumon le fit périr d'asphyxie.

Je place au dernier rang de cette échelle pathologique ces impressions hydrophobiques que le temps semble user dans nos corps, et qui, bien que transmises d'un individu malade à un individu sain, restent toute la vie virtuelles sans jamais devenir effectives, par un concours de circonstances atténuantes, neutralisantes, difficile à déterminer, ou par l'absence de causes excitantes assez actives, ou peut-être aussi parce que leur nature est réfractaire à ce genre de modification vitale qui constitue et caractérise l'hydrophobie. Il est, par exemple, bien démontré pour moi que des personnes mordues par un animal enragé, n'ont cependant jamais éprouvé la rage parce que les causes propres à la développer ont manqué, ou n'ont pas agi assez profondément sur elles pour la faire naître. Ainsi, il arrive souvent que des individus ayant des poumons tuberculeux ne périssent cependant point de la phthisie pulmonaire, parce qu'une cause occasionnelle, capable d'en déterminer la suppuration n'a pas eu lieu. Ils portent dans leur sein, pendant une longue vie, le germe d'une maladie mortelle, qui cependant n'est pas celle à laquelle ils succombent.

Je ne dois point oublier ces hydrophobies qui, suivant leur cours régulièrement, se font remarquer cependant par quelque épiphénomène singulier; et, par exemple, j'ai traité à Pierre-Bénite, hameau du village d'Oullins, dans les premiers jours d'octobre 1809, un paysan, âgé de quarante-un ans, mordu à la jambe, deux mois auparavant, par un chien enragé, dont l'hydrophobie débuta par une paraplégie qui ne cessa qu'avec la vie du malade. C'était une chose remarquable que de voir ce malheureux en proie à la plus violente agitation dans la moitié supérieure de son corps, ne pouvoir s'élancer hors de son lit malgré l'extrême désir qu'il en avait, et éprouver dans les parties inférieures une immobilité presque absolue. On peut regarder comme un autre épiphénomène, plus commun sans doute dans cette maladie, le délire ou l'égarement dans le système des connaissances réfléchies. Il est certain que la plupart des hydrophobes meurent sans délire : mais il en est aussi quelques-uns dans lesquels la perversion des goûts, des affections et des sentimens entraîne aussi celle des idées et des opérations plus immédiatement relatives à l'intelligence. C'est ainsi que la vie organique violemment excitée détermine, quelquefois sympathiquement, le trouble et l'exaltation de la vie animale; c'est ainsi également, comme l'avait observé Bichat, que la sensibilité dans certaines circonstances devient animale, d'organique qu'elle était d'abord. Des dix hydrophobes que j'ai traités, qui devaient leur maladie à la morsure d'un animal enragé et qui tous ont péri, ce que je remarque ici pour distinguer ces cas des cas douteux ou hydrophobies anomales dont j'ai parlé et qui sont le principal sujet de cette dissertation, un seul a déliré avant de mourir.

Enfin, existe-t-il des transformations de virus, ou, pour employer une expression plus conforme au langage actuel de la science, des transformations d'impressions spécifiques : en d'autres termes, et pour rendre l'énoncé du problême aussi clair que possible, un individu mordu par un animal enragé peut-il éprouver, après un certain temps, sous l'influence de cette cause, une maladie qui n'a pas le moindre rapport avec l'hydrophobie, mais qui en tient lieu sans lui ressembler, et qui est le produit d'une affection identique, diversement conçue et exprimée par le principe de la vie ? Ici les faits positifs manquent absolument, leur liaison est

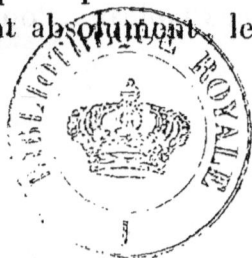

7

inaperçue, et le parti du doute serait le plus sûr
à embrasser. On me dira qu'un cerisier ne porte
pas des poires , et qu'un poirier ne donne pas
des raisins ; mais les actes de la nature animale
ne sont point aussi constans, aussi déterminés.
Tout se mêle et se confond, les mouvemens
organiques se substituent facilement les uns aux
autres : *Nihil in corpore humano planè sincerum,*
a dit Galien ; il n'y a rien d'absolu et qui soit
sans équivoquè dans le corps humain. Lorsqu'une maladie épidémique touche à sa fin, elle
devient méconnaissable pour celui qui ne l'a pas
observée à son origine. Elle prend l'allure des
maladies sporadiques. Ainsi Finke, dans sa description de l'épidémie qui ravagea le comté de
Techlembourg, depuis 1776 jusqu'à 1780 , a
observé des angines, des rhumatismes, des enrouemens, des hématuries, des aliénations men-
tales, des crachemens de sang, des dyspnées, etc.,
qui résistaient à tous les remèdes , et ne cédaient
précisément qu'à ceux qui avaient réussi dans
la fièvre bilieuse épidémique , alors éteinte en
apparence, dont ils étaient en quelque sorte les
derniers produits. Beaucoup de siphilis chroniques, que nous avons sous les yeux, n'ont pas
la moindre ressemblance avec ces siphilis aiguës
dont les médecins du seizième siècle nous ont
laissé de si affreux tableaux. Pour revenir à mon

sujet, la rage, par exemple, ne se développe jamais spontanément chez les herbivores. Si ces animaux sont mordus par un chien, un chat, ou un loup enragés, il en résulte le plus souvent une maladie qui les fait périr, mais avec des symptômes déjà très-différens de ceux qui caractérisent la rage dans l'espèce *canis*. Ce qu'il y a de plus remarquable alors, c'est l'impossibilité où ils sont de transmettre la maladie ou de l'inoculer de quelque manière que ce soit. Déjà même la rage n'est plus aussi active, aussi prononcée, aussi violente dans l'espèce humaine qu'elle l'est dans les espèces *canis* et *felis*. Je ne nie pas absolument que l'homme n'ait quelquefois communiqué la rage à son semblable, mais cette inoculation a dû rarement arriver[1].

C'est ici, je crois, qu'il convient de placer le fait suivant, que d'autres considérations pourraient reporter ailleurs : dans les premiers jours

---

[1] *Maxima videlicet suspicio est, miasmata contagiosa sub ignotis adhuc circumstantiis diversimode inter se invicem commisceri ac fere amalgamari posse, unde diversæ illorum decompositiones, diversæque syntheses recentes oriuntur, ita, ut alia eorum alienis ac notis formis exsurgere, alia iterùm quondam visa et cognita evanescere posse videantur. Quod quidem nosologia historica testatur.*

Valentini nob. ab Hildenbrand Ratio medendi. Viennæ Austriæ. 1814. pars altera. p. 154

7··

de novembre 1819, je fus appelé par un de mes plus savans confrères à Lyon pour donner, concurremment avec lui, des soins à une très-belle fille, sa parente, Mlle Caroline E***, âgée de vingt-un ans, qui éprouvait quelques symptômes d'hydrophobie commencée. La sœur de cette jeune personne était morte, un mois auparavant, avec les symptômes les plus manifestes de l'hydrophobie et de la rage. Celle qui fait le sujet de cette observation avait soigné sa sœur jusqu'au dernier moment, et plusieurs fois elle avait sucé la langue de la malade qu'un gonflement extrême l'empêchait de contenir dans sa bouche. Elle en avait même été mordue à la main en plusieurs endroits, lorsqu'elle lui présentait des boissons.

Mlle Caroline ayant assisté, le 2 novembre, à une messe des morts et à une prise d'habits, fut vivement frappée par l'aspect de ces lugubres cérémonies. Elle eut quelques accès de fièvre intermittente, remarquables par divers symptômes hydrophobiques, tels que l'aversion pour les boissons, un spasme de la gorge, des pressentimens sinistres, une agitation convulsive à l'aspect des liquides, un regard inquiet, etc. Cet état dura cinq ou six jours ; la malade en sortit tout-à-coup : il ne lui resta qu'une mélancolie qui a long-temps troublé sa convalescence.

J'ai cru voir là une hydrophobie imparfaite , une de ces hydrophobies que la nature, n'ayant pas reçu une impression suffisante, a la force de commencer, mais non de continuer. Elle confirme l'opinion que j'ai déjà exprimée , que cette maladie dégénère dans l'espèce humaine et qu'elle n'y est point absolument contagieuse.

Ce n'est pas , au reste, la première fois qu'une hydrophobie conçue dans des circonstances peu favorables à son développement, apparaît sous les traits et avec les allures d'une fièvre intermittente. Voici un fait qui s'est passé sous mes yeux. Deux paysans, à Ste.-Foy-lès-Lyon, dans l'été de l'année 1806 , prenaient leur repas à l'ombre, vers le milieu du jour. Ils furent visités par le chien de la ferme où ils travaillaient , qui ne témoigna aucun désir de partager leurs alimens , mais qui leur lécha le visage , allant de l'un à l'autre, avec une affectation des plus singulières. Dès le lendemain l'animal donna des signes d'hydrophobie, et il mourut enragé, quelques jours après , dans l'infirmerie de l'Ecole vétérinaire. Les deux paysans qui n'avaient pas pris la précaution , après les caresses de ce chien, de se laver ni même de s'essuyer le visage, tombèrent dans une profonde mélancolie causée par la crainte de devenir hydrophobes. Ils éprouvèrent, l'un au quarantième jour et

l'autre au quarante-cinquième de cette imprudence, quelques accès de fièvre intermittente
tierce, qui furent remarquables par des sueurs
excessives à la fin de chaque accès. Une fièvre
intermittente, éprouvée par deux sujets différens
presque à la même époque, dans une saison et
dans une habitation où ce genre de maladies
n'est pas connu, la marche intermittente que la
rage affecte quelquefois et surtout à son début,
les sueurs considérables qui terminaient les
accès et qui n'avaient aucun rapport avec ses
autres périodes, toutes ces circonstances réunies
me portèrent à croire que c'était peut-être un
mouvement spontané et conservateur de la nature qui transformait ainsi le principe hydrophobique et en purgeait le corps de cette manière. Je sais d'avance que des médecins qui
exigent dans les actes de la nature humaine des
formes absolues et positives, et qui la veulent
telle que nos livres la représentent, n'adopte-
ront pas cette manière de voir; mais c'est la
mienne, et j'espère qu'avec le temps et le progrès des lumières, elle obtiendra la préférence
qui lui est incontestablement due [1].

---

[1] Les malades qui éprouvent deux fois la peste, en sont
quittes la seconde fois, si l'on en croit Eusèbe Valli, par
des tumeurs des glandes lymphatiques. (*Exp. on anim.
elect. London.* 1793.)

Plusieurs questions particulières se rattachent à ces questions générales, et je dois chercher, dans leur solution, l'explication de faits non moins importans à éclaircir.

Indépendamment de la constitution, du tempérament et de la disposition naturelle à contracter l'hydrophobie, les circonstances de la morsure établissent-elles pour les animaux une plus grande facilité à gagner la maladie que pour l'homme? Oui sans doute. A l'aspect d'un individu de son espèce atteint de la rage, l'animal tremble de tous ses membres; il est frappé de stupeur; il cherche à fuir; il tressaille d'épouvante et d'horreur. Toutes les circonstances se réunissent ici pour graver plus profondément en lui l'impression hydrophobique. L'homme, au contraire, est atteint dans un concours de circonstances toutes atténuantes, et toutes propres à affaiblir ou à rendre nuls les effets de la contagion. Il s'avance fièrement et souvent sans défense au-devant de son ennemi irrité; il le provoque même, attire son attention et lutte corps à corps avec lui; il s'acharne à sa perte, et ne le laisse qu'après l'avoir terrassé, vaincu, privé de vie, soit qu'il sente secrètement alors la supériorité de sa nature, soit qu'il compte sur les moyens préservatifs et conservateurs d'un art dont il connaît les prodiges et la puissance.

L'emploi du cautère comme remède préservatif
de l'hydrophobie est aussi digne de quelque attention. L'excision des parties mordues, conseillée
par les médecins anglais, serait peut-être préférable, si l'on pouvait toujours la pratiquer; le
cautère me paraît, d'après un grand nombre de
faits, tellement efficace, que je n'hésite point à
le regarder comme le plus sûr de tous, et à
croire qu'il convient au moment de l'accident,
long-temps après qu'il a eu lieu, et même encore au début de l'hydrophobie [1]. Agit-il ici

---

[1] Voici un fait qui m'a été rapporté par un témoin oculaire, par mon célèbre confrère et ami M. le docteur
Parat, médecin de l'école royale vétérinaire de Lyon.
Un élève de cette école, ayant été mordu le 22 mars 1818
par un chien enragé, éprouva, trois ou quatre fois en
cinq ou six mois, le renouvellement des symptômes
hydrophobiques, qui obligèrent trois ou quatre fois de
recourir à la cautérisation par la potasse caustique. Enfin,
la nature si souvent contrariée cessa de reproduire des
symptômes, dont elle avait fini par perdre, si je peux
ainsi parler, l'image et l'habitude. Rien n'empêche, pour
plus de sûreté, qu'on ne cautérise à la fois et la plaie et la
région placée immédiatement au-dessus d'elle. M. Parat
veut que la cautérisation soit pratiquée, non sur l'endroit
blessé ou mordu, mais un peu au-dessus; c'est ainsi qu'il
s'en est expliqué avec moi dans des entretiens particuliers.
Il appelle ingénieusement cette méthode thérapeutique,
le cordon sanitaire de l'hydrophobie. L'observation qui
suit fait le pendant de celle qui précède. Une manière de

comme les ligatures , comme les scarifications ,
comme certaines extirpations qui préviennent

---

religieuse fut mordue en 181.... vers la racine du poignet
par un petit chien carlin , espèce qui était encore alors
fort à la mode et très-recherchée ; l'animal disparut sans
qu'on ait jamais pu savoir ce qu'il était devenu. Jean
Hunter avait déjà remarqué que les animaux enragés
sont très-disposés à s'enfuir, que la course est l'effet de
l'anxiété extrême dont ils sont tourmentés, qu'elle est
instinctive, et contribue beaucoup à diminuer la violence des accidens. La religieuse négligea sa blessure ,
qui guérit presque sans topiques en très-peu de jours.
Vers le troisième mois, elle éprouva tout-à-coup la plupart des symptômes d'une hydrophobie imminente.
M. Bellay , son médecin ordinaire , fut appelé ; il jugea le
cas infiniment grave et désira que je lui fusse adjoint pour
le traitement. Nous nous rendîmes le lendemain , à une
heure convenue , auprès de la malade. Après avoir pris
connaissance de la maladie qui semblait acquérir d'un
jour à l'autre plus d'accroissement, nous délibérâmes sur
les moyens à employer , pour en arrêter , s'il était possible, les progrès. Nous convînmes que l'emploi du cautère actuel ayant été omis dans le temps convenable , il
né fallait pas néanmoins , dans cette période avancée du
mal, se priver d'un remède aussi sûr et aussi actif. La partie blessée fut cautérisée de suite et très-profondément, en
ma présence, par M. Bellay lui-même. Une heure après
l'opération , la malade s'endormit d'un profond sommeil.
Pouteau avait déjà remarqué cet effet sédatif que suit très-
souvent l'application du feu. A son réveil , tous les accidens hydrophobiques avaient cessé ; mais cette guérison
ne dura pas : quelques semaines après, l'hydrophobie se

l'accès épileptique en empêchant la progression jusqu'au cerveau de l'*aura epileptica*? Son utilité tient-elle plutôt à une impression *sui generis* qu'il communique à la partie cautérisée, et qui, plus forte que l'impression hydrophobique, se substitue à elle, la surmonte et l'efface entièrement? Expliquerait-on plus heureusement son action par l'inflammation qu'il détermine et la suppuration qui s'ensuit, ce qui l'assimilerait à ces symptômes vénériens primitifs qui laissent d'autant moins craindre le développement consécutif de la siphilis, qu'ils sont plus inflammatoires et avec une plus grande désorganisation du tissu où ils se manifestent? car on sait que plus les blennorrhagies et les chancres sont bénins et indolens, plus ils sont perfides et exposent à une vérole constitutionnelle. Enfin, y aurait-il entre la nature du mal et l'espèce de remède employé un rapport plus direct, plus

---

manifesta de nouveau. On employa pour la seconde fois le remède qui avait déjà si bien réussi; il répondit encore à nos espérances. Dans l'espace de dix-huit mois, la malade eut cinq ou six rechutes pour lesquelles je ne fus point appelé, mais dont M. Bellay la guérit toujours par l'emploi du cautère. Elle recouvra enfin une parfaite santé, dont elle a joui pendant douze à quinze ans; à cette époque (janvier 1826) elle a fait une chute sur la glace qui a causé sa mort.

intime ; et la gangrène, la mortification, les escbares, la destruction par le feu seraient-elles le remède spécifique des affections nerveuses, comme le quinquina est celui des fièvres intermittentes, le mercure de la siphilis, le soufre des maladies psoriques et herpétiques ? Un grand nombre de faits sembleraient l'attester, et, par exemple, celui de ces épileptiques, qui, étant tombés dans le feu durant un de leurs accès et ayant eu, par suite de cet accident, quelque partie de leur corps profondément brûlée, ont été exempts de leur maladie pendant de longues années, et quelquefois même pour toujours.

Je rapporterai le fait suivant, où l'application du feu a donné les plus heureux résultats. Cette observation contient d'ailleurs quelques détails propres à confirmer des principes établis plus haut. Je décris ce traitement avec quelque confiance, parce qu'aucune des précautions capables d'en assurer le succès ne fut omise, et qu'il fut trouvé bien fait par des hommes de l'art fort instruits, qui eurent occasion dans le temps d'en prendre connaissance.

Mlle E. C., appartenant à une famille très connue et très-considérée de cette ville, fut mordue, le 19 octobre 1819, par un chat qu'on avait tout lieu de croire enragé. Il était depuis quelque temps triste, languissant et taciturne ;

les domestiques avaient remarqué qu'il se présentait quelquefois pour boire et manger, mais qu'il ne pouvait satisfaire ni sa faim, ni sa soif, et qu'il s'éloignait, avec un tressaillement marqué, des vases contenant sa boisson et ses nourritures. Cette excellente demoiselle, qui connaissait le naturel glouton et vorace de son chat, eut l'imprudence de croire qu'il avait avalé, par mégarde, quelque arrête de poisson ou quelque fragment d'os qui s'étaient arrêtés dans son œsophage ; elle eut pitié de son état, et, pour le soulager, après l'avoir fait contenir, elle introduisit elle-même, dans le fond de sa gueule, la tête d'un porreau. L'animal souffrit d'abord assez patiemment les premières tentatives, mais ayant été trop souvent réitérées, il entra en fureur et mordit de toutes ses forces le doigt de sa bienfaitrice. Son acharnement fut tel, que les coups violens dont on l'accabla ne purent lui faire lâcher prise, et qu'on fut obligé de le tuer sur la place, tenant toujours le doigt dans sa gueule. Le cadavre du chat fut de suite jeté à l'eau, et je ne pus faire sur l'animal des recherches ultérieures, pour m'assurer plus positivement de son mal : mais j'avais assez de données pour procéder au traitement que je vais décrire.

Souffrante et justement alarmée, Mlle E. C.

se rendit de suite chez moi. Il était environ midi.
C'est à cette heure que je termine les visites du
matin, et que j'ouvre mon cabinet au public. Je
m'empressai de la rassurer, et je lui dis que,
toute autre affaire cessante, j'allais me trans-
porter chez elle; je lui demandai seulement la
permission de prendre avec moi le chirurgien
qui a ma confiance. Elle y consentit volontiers.

On constata d'abord le nombre des plaies; il
y en avait quatre; elles furent lavées à grande
eau et pendant long-temps; on les incisa et dé-
brida ensuite pour mettre leur fond à découvert, ce qui était d'autant plus nécessaire pour
l'application des secours ultérieurs, que les dents
aiguës et piquantes du chat avaient dû pénétrer
plus profondément. On ne ménagea point les
tendons, les aponévroses, les ligamens, au risque
de blesser les puissances musculaires et de
frapper de roideur ou de nullité quelques-uns
de leurs mouvemens. On cautérisa ensuite avec
des fers rougis à blanc, car ceux qui ne le sont
qu'au rouge-cerise manquent souvent leur effet
préservatif et sont d'ailleurs plus douloureux.
D'autres auraient préféré le beurre d'antimoine,
ou muriate d'antimoine, ou chlorure d'antimoine, comme plus capable de pénétrer à la
plus grande profondeur des plaies; mais l'opinion où je suis, que le feu a quelque chose de

plus spécifique pour prévenir le développement du principe rabien, ne me laissa pas le choix entre ces deux moyens[1].

---

[1] Dans un grand nombre de maladies, ce n'est point une chose indifférente que la préférence de tel caustique par rapport à tel autre : ils ne sont pas tous également bons dans un cas donné. Les connaissances chimiques contribuent beaucoup à éclairer la question de leur emploi. Ainsi, la potasse caustique, les acides minéraux concentrés, les sels corrosifs, les préparations arsénicales, le feu, etc., ont chacun leur manière d'agir particulière. L'un des caustiques les plus employés, la pierre infernale, exerce une action diffuse au lieu d'une action pénétrante. Cette substance s'étend en surface et ne s'introduit pas profondément dans les tissus auxquels elle est appliquée. C'est peut-être cette propriété, entrevue plutôt que démontrée, qui l'a fait préférer à d'autres remèdes du même genre pour la cautérisation du canal de l'urètre. En l'employant, l'on a l'avantage : 1.º de ne pas blesser des parties profondes ou subjacentes à la muqueuse du canal ; 2.º de déposer le caustique, si ce n'est sur la partie même qui doit en recevoir l'impression, au moins dans son voisinage d'où il lui arrive par la propriété qu'a la pierre infernale de se fondre et de s'étendre. Dans les années les plus désastreuses du gouvernement impérial, lorsque les appels réitérés de la conscription désolaient le plus les familles, un chirurgien de cette ville s'était acquis une renommée secrète parmi les conscrits, par la facilité avec laquelle il leur faisait obtenir des réformes. Voici son secret qu'il m'a confié, dont je n'ai garde, en mon ame et conscience, d'autoriser ou seulement de justifier l'emploi,

L'inflammation qui succéda, fut considérable
les premiers jours ; elle nous causait d'autant

---

mais qui , sous le rapport de l'art, mérite d'être conservé
ici. Quelques instans avant que le conscrit désigné par le
sort fût visité par le conseil de recrutement, il touchait
très-légèrement, et d'une manière presque impercepti-
ble, la surface de la cornée avec un petit morceau de
pierre infernale fixé au bout d'un porte-crayon. Il en ré-
sultait à l'instant une tache blanche, large, opaque,
épaisse en apparence mais sans profondeur. Les médecins
préposés aux visites jugeaient le mal ancien, incurable,
et le conseil prononçait la réforme à l'unanimité. Le malin
opérateur de qui je tiens ces détails m'a dit qu'il riait
quelquefois dans sa barbe en voyant de vieux praticiens,
c'est-à-dire quelques-uns de ces vieux singes dont foi-
sonne l'art de guérir et qui pensent qu'on n'a plus de
tours et de grimaces à leur apprendre , être complètement
dupes d'une tromperie aussi grossière. Au bout de quelques jours, cette tache formait une eschare circonscrite,
bien cernée, mince comme la plus légère pellicule , et sa
chute, loin d'altérer la transparence de la cornée, lui
donnait, au contraire plus de poli , d'éclat et de vivacité.
L'on aurait un livre de médecine fort instructif, si quelqu'un rassemblait dans un petit recueil tous les moyens
plus ou moins ingénieux que le despotisme des conscrip-
tions faisait imaginer. J'ai vu des conscrits, qui, en trois ou
quatre jours, se sont procuré par des remèdes intérieurs
des sarcocèles énormes qu'on aurait pris pour des indurations naturelles et fort anciennes du testicule. Plusieurs,
en maudissant leur infâme artifice, sont venus me consulter, parce qu'ils ne guérissaient pas, au gré de leur
attente, aussi vîte qu'ils s'étaient rendus malades.

plus de satisfaction, qu'étant régulière et phleg-
moneuse, nous étions plus sûrs d'avoir ramené
l'état nerveux et anomal d'une plaie venimeuse
à l'état normal d'une plaie simple. Dès le quin-
zième jour, toutes les eschares étaient tombées.
A mesure qu'elles se détachaient, les plaies
étaient converties en petits cautères dont nous
avions grand soin d'entretenir la suppuration,
au moyen des orangettes ou jeunes fruits avortés
de l'oranger, arrondis au tour. Notre pratique
en cela était fondée sur l'observation des avantages qu'on obtient, dans toutes les maladies
contagieuses, d'une suppuration régulière. Nous
savions que la théorie de ceux qui ont proposé
l'inoculation de la peste est établie sur ce principe : qu'ils attribuent l'impunité avec laquelle
les chirurgiens vivent au milieu des pestiférés,
au contact continuel du principe pestilentiel, à
l'habitude de porter continuellement sur eux
les bistouris qui leur servent à ouvrir les bubons,
ce qui détermine une infection lente et insensible ; nous savions qu'ils regardent un virus,
pour emprunter leur langage, comme infiniment moins dangereux quand il est délayé par le
pus. Nous savions, en outre, que les personnes
qui ont des cautères ou des suppurations intérieures sont plus rarement atteintes des maladies épidémiques et contagieuses ; que dans la

peste de Moscou tous les phthisiques au second degré, c'est-à-dire ayant des tubercules suppurés dans le poumon, furent exempts de la maladie, et que c'est probablement la raison pour laquelle les cautères sont si communs dans l'Orient, et communs au point qu'il n'est pas d'Arménien, visitant par état, par devoir ou par pélerinage religieux les contrées pestiférées, qui n'ait le sien; enfin, que dans les maladies siphilitiques, les bubons primitifs qui suppurent donnent lieu à la solution la plus naturelle et la moins équivoque de la maladie, parce que l'inflammation des vaisseaux et des ganglions lymphatiques qui accompagne ce travail, circonscrit le mal, le cerne, et, en affaiblissant les rapports sympathiques, l'empêche de se généraliser.

Malgré tous nos soins, malgré les pansemens les plus réguliers, nous ne pûmes prolonger, au-delà de cinquante jours, cette suppuration à laquelle nous attachions tant de prix. Les corps étrangers que l'on introduisait dans les plaies en étaient repoussés malgré les appareils contentifs, et il fallut céder aux efforts sans cesse renouvelés d'une cicatrisation imminente.

La malade jouit d'une parfaite santé pendant plusieurs mois; mais, vers la fin du cinquième, elle vint me consulter pour un accident qui ne lui causait aucune inquiétude, mais qui m'alarma

8

beaucoup. Elle se plaignait d'éprouver de temps
en temps, et dans le côté droit du thorax, une
douleur tellement aiguë qu'elle lui causait une
dyspnée avec une angoisse extrême et une sorte
de défaillance. Cette douleur ne durait pas moins
de trois à quatre heures; elle cessait pour quelques heures ou quelques jours, et revenait avec
la même violence. Je commençai à craindre que
tous mes efforts, pour préserver cette jeune
personne de l'hydrophobie, n'eussent été infruc-
tueux, et je voyais dans cette pleurodynie l'annonce d'une maladie affreuse qui allait prochai-
nement éclater. Je déplorai tant d'espérances si
cruellement trompées, tant de peines inutiles,
et je maudis un art qui ne mettait à ma disposition que des moyens aussi infidèles. Je pres-
crivis cependant des bains tièdes, en recom-
mandant une immersion prolongée dans l'eau;
je fis apposer *loco dolenti*, pendant les accès douloureux, des vessies remplies de lait chaud;
j'indiquai des embrocations hypnotiques et une
potion anti-spasmodique, dont l'opium et le
musc faisaient la base. Ces remèdes eurent les
plus heureux effets; la maladie cessa bientôt,
mais le traitement fut continué pendant trois
semaines, pour éviter une récidive. Mlle E. C.
s'est mariée en 1822, et a continué de jouir
d'une parfaite santé; elle a mis au monde plu-

sieurs enfans qu'elle a nourris elle-même, et qui sont remarquables par leur force et leur vigueur.

J'aurai d'autres difficultés à résoudre, d'autres questions à examiner. L'hydrophobie, par exemple, a-t-elle bien son siége dans le pharynx ou arrière-bouche, ainsi qu'on le croit généralement, vu l'extrême difficulté à avaler les liquides, qui est le symptôme le plus constant et le plus marquant de cette affreuse maladie [1]? Ce n'est point mon sentiment. Il est bien certain, il est incontestable que le pyrosis a son siége dans l'estomac, et, cependant, c'est dans le gosier que se fait sentir l'impression d'un fer chaud et brûlant qui caractérise cette maladie. A une période avancée des gastrites aiguës, le pharynx est tellement resserré, qu'aucun liquide, même avalé goutte à goutte, ne peut franchir ce passage. C'est encore ainsi que dans beaucoup de maladies, ce n'est pas l'endroit douloureux qu'il faut accuser, mais bien plutôt un autre centre sensitif plus ou moins éloigné, qui semble en repos : on commet aisément cette méprise dans la luxation consécutive du fémur, par rapport à la dou-

---

[1] Aromatari, qui a fort bien écrit sur l'hydrophobie, prétendait que cette maladie n'était autre chose qu'une espèce d'angine.

8..

leur du genou; dans l'hépatite, où l'attention de l'observateur est absorbée par la douleur de l'épaule; dans certaines caries des dents, par rapport à l'hémicranie et aux autres névralgies de la tête qui en proviennent.

Ajoutez à ces considérations, que l'estomac est un des centres sensitifs les plus actifs; qu'on peut, avec raison, le regarder comme un sixième sens; qu'il est doué comme la matrice d'une force singulière d'imagination; qu'il a ses goûts, ses aversions, ses choix, ses préférences, ses penchans, ses caprices, dans l'état physiologique et d'une manière encore plus remarquable dans l'état pathologique, comme celui de somnambulisme hystérique[1]. En combinant toutes ces notions, l'on sera peut-être porté à croire qu'il est le vrai et principal siége de l'hydrophobie, et que dans cette maladie il éprouve une sorte

---

[1] C'est surtout en méditant sur les symptômes de l'hydrophobie, c'est en cherchant à m'élever jusqu'à la nature de cette maladie, que j'ai trouvé ingénieuse autant qu'exacte l'opinion de Vallésius qui prétendait que toutes les parties de notre corps sont douées d'imagination, et qui n'a pas craint d'exprimer cette proposition hardie dans un pays tel que l'Espagne, et sous le règne d'un prince tel que Philippe II. *Imaginandi vim non in cerebro solùm contineri, sed inseparabilem esse à sensu, atque in omni parte sentiente esse. Vallesius.*

de manie affective, comme dans d'autres états morbifiques il est tourmenté par les goûts les plus bizarres, par les appétits les plus dépravés.

Je me demanderai ensuite : Comment se fait-il que l'hydrophobie soit inconnue en Egypte ? On dit que quelques îles de l'Archipel jouissent du même avantage. Toutes, cependant, n'ont pas ce bonheur, et, si ma mémoire est fidèle, ce sont les médecins de la Grèce moderne qui, les premiers, ont éveillé notre attention sur les vers sublingaux, considérés comme cause ou principe des symptômes hydrophobiques. Avant de raisonner sur les causes présumables d'une immunité si singulière, je voulus d'abord m'assurer du fait, et je m'adressai à mon savant compatriote, M. le docteur Pugnet, exerçant aujourd'hui la médecine à Bienne en Suisse (canton de Berne), qui, ayant demeuré quatre ans en Egypte avec l'armée française, était plus capable qu'aucun autre de dissiper mes doutes à ce sujet. Voici un extrait de sa réponse, datée de Bienne, le 14 novembre 1824 : « Vous me dites
» avoir lu dans quelques livres, et avoir appris
» de quelques voyageurs, que la rage était exces-
» sivement rare en Egypte, non-seulement pour
» l'homme, mais encore pour toutes les espèces
» domestiques. Je crois cette maladie absolument
» étrangère au climat égyptien ; j'y ai demeuré

» pendant environ quatre ans ; j'ai visité les dif-
» férentes stations de sa partie basse et de sa
» partie haute ; j'ai eu de fréquens rapports avec
» les habitans des plages arides qui l'environ-
» nent. J'ajouterai : je me suis particulièrement
» enquis de l'existence d'un mal qui donne de
» l'horreur pour l'eau, qui rend furieux l'homme
» ou la brute qu'il affecte ; qui se transmet, par
» la moursure, de l'animal malade à l'animal
» sain. Dans tous ces cas je n'ai rien vu, et on
» m'a constamment affirmé n'avoir rien connu
» de semblable. Je me trompe ; quand je faisais
» ces questions, on me répondait d'abord affir-
» mativement, et on me citait le chameau qui
» fuit souvent dans le rut, ne boit pas, mécon-
» naît son maître, mord ceux qui l'approchent,
» ne cesse d'écumer et de mugir, enfin meurt
» quelquefois dans d'épouvantables convulsions :
» mais bientôt il devenait clair que cette rage
» libidineuse n'était pas celle dont je m'occupais,
» et surtout que, quelqu'offensives que fussent
» les morsures faites par cette espèce d'enragés,
» jamais elles n'étaient contagieuses. L'animal
» qui, chez nous, paraît être le plus susceptible
» de contracter la rage, est le chien. Cet animal,
» ou du moins une espèce de chien-loup, à poil
» moins long et plus roux que celui du nôtre,
» est extrêmement répandu, soit dans les villes

» de l'Egypte , soit dans les camps des Arabes.
» L'individu n'appartient à personne ; il n'est
» sous la protection d'aucun particulier, mais il
» garde le quartier ou le camp auquel il est atta-
» ché ; il vit de ce qu'il trouve, endure souvent
» le manque de manger et de boire, même dans
» les vallées sablonneuses, c'est-à-dire, sur un sol
» et sous un ciel également dévorans. Immédia-
» tement après notre arrivée, le soldat fatigué
» du nombre prodieux de ces domestiques vaga-
» bonds et de leurs continuels aboiemens, com-
» mença et continua à leur faire la guerre la plus
» cruelle ; il les poursuivait de rue en rue, hors
» l'enceinte des lieux habités, fort au loin dans
» les espaces déserts , frappant et taillant ceux
» que son fer pouvait atteindre, dispersant au
» hasard ceux que la terreur enlevait à ses coups.
» Malgré leurs accès de fureur, les fatigues de
» leurs courses, l'abandon où ils tombaient, les
» dures privations qu'ils devaient supporter, les
» chaleurs excessives auxquelles ils étaient sou-
» mis, on ne vit la rage se développer dans au-
» cun d'eux, et ce que nous ne vîmes point, nous
» fut attesté n'avoir été vu en aucun autre temps
» et dans aucune autre circonstance , ni dans
» l'intérieur des villes, ni à l'entour des camps.

   » Serait-il vrai que cette affreuse maladie ne
» fût propre qu'aux climats froids ou tempérés ?

» Je penche beaucoup à juger ainsi , soit parce
» que je ne l'ai rencontrée dans aucun des pays
» très-chauds que j'ai parcourus, soit parce qu'il
» est de fait que, même dans nos contrées , ce
» n'est pas durant la saison la plus chaude qu'elle
» est la plus commune. Je ne cesse d'en enten-
» dre parler en Suisse , presque depuis le com-
» mencement de l'année jusqu'à sa fin. On sait
» que, dans le midi de la France , elle offre des
» cas plus nombreux au printemps et en au-
» tomne que dans l'été. C'est en vain que je les
» ai cherchés en Egypte , en Syrie et dans les
» Antilles.... Je vous livre ce que je pense, vous
» l'apprécierez ce qu'il peut valoir. »

Cette lettre est précieuse par les détails positifs qu'elle renferme : mais je ne saurais croire,
avec mon célèbre confrère, que la chaleur du
climat soit une condition préservative de la
rage. Il suffit, pour adopter une opinion contraire à la sienne, d'opposer aux faits qu'il rapporte des faits contradictoires et même tout
différens. Ainsi, dans les Grandes-Indes, dans
le Bengale, à Calcuta, à Delhy, à Pondichery,
pays plus chauds encore que l'Égypte, et non
moins chauds que les Antilles, la rage est très-
commune, et passe facilement des espèces domestiques à l'homme. Il faut donc chercher une
autre cause que la chaleur pour expliquer pour-

quoi la rage ne se manifeste point sous le ciel de l'Égypte. Si l'on parvenait à la découvrir, on serait peut-être sur les traces d'une découverte importante, celle d'un préservatif contre l'hydrophobie.

Autre question. La rage est-elle toujours la suite de l'hydrophobie, et faut-il nécessairement que cette dernière maladie précède l'autre ? Je l'avais cru sur la foi des auteurs qui l'attestent avec tant d'assurance, et j'étais porté à le croire d'après tout ce que j'ai vu et observé moi-même relativement à ces maladies : mais un fait rapporté par Selle m'a prouvé que dans quelques circonstances, peu nombreuses sans doute, la rage peut exister indépendamment de l'hydrophobie [1]. Un jeune homme mordu par un chien furieux devint enragé six semaines après cet accident. Il n'avait qu'une médiocre aversion pour l'eau; il en buvait même sans beaucoup de difficulté : mais il mettait en pièces avec ses dents les objets qui étaient à sa portée. Il mordait même les personnes qui l'approchaient; il poussait des cris semblables aux hurlemens des chiens. C'était en 1784; on lui appliqua sans beaucoup de succès le traitement usité alors en

[1] Observations de Médecine traduites de l'allemand par le docteur Coray. In-8.º Paris, 1796, pag. 237 et suiv.

Prusse contre la rage. La maladie dura plus de
18 mois, avec des intervalles de tranquillité et
des reprises fréquentes. Ce fait, rapporté par
un observateur aussi attentif et aussi exact que
le célèbre Selle, mérite une entière confiance.
C'est un exemple de plus, et un exemple remarquable à ajouter à ceux de ces hydrophobies
chroniques, incomplètes et mal exprimées, qui
font le principal sujet de cet article.

Si l'on en croit certains auteurs, la rage ne
se développe jamais spontanément chez les herbivores : partout, si ces animaux sont mordus
par un chien, un chat, un loup enragés, il en
résultera une maladie qui les fera périr ; mais
déjà avec des symptômes très-différens de ceux
qui caractérisent la rage dans l'espèce *canis* et
felis. La différence la plus importante consiste
dans l'impossibilité où ils sont de transmettre la
maladie, ou de l'inoculer de quelque manière
que ce soit.

Il serait important d'observer et de décrire
les effets de la rage sur un idiot et sur un enfant, dans un âge trop peu avancé pour qu'on
puisse supposer en lui la complication d'aucune
impression morale.

Au reste, il est bien reconnu aujourd'hui que
les terribles effets de la morsure d'un chien
enragé ne se développent que dans un petit

nombre de cas. Hamilton dit que la proportion n'est pas même d'un sur soixante. Parmi les personnes qui ont été mordues, il y en a peu qui deviennent enragées. Souvent il arrive que les vêtemens essuyent la dent ; d'autres fois la bave n'a pas encore atteint la propriété vénéneuse. Enfin, le système n'est pas toujours dans les dispositions nécessaires pour que l'infection ait lieu ; et, par exemple, la rage dans les enfans en bas âge est bien plus rare qu'elle ne devrait l'être naturellement parmi les jeunes sujets dans les campagnes.

J'aurai à m'occuper d'une dernière question ; et, comme je la crois digne de quelque intérêt, je demande la permission d'en faire ressortir les points principaux. Dans l'état actuel de nos connaissances pathologiques et thérapeutiques, est-il quelque méthode de traitement, quelque remède sur lequel nous puissions compter pour arrêter les progrès d'une hydrophobie commençante ? J'ai déjà dit que j'avais lieu de croire, même alors, à l'efficacité du cautère actuel. Cette vue de traitement résulte de l'opinion que je me suis faite sur le siége local de l'hydrophobie et sur la manière dont les symptômes rabiens naissent, s'enchaînent et se développent. Mais un moyen non moins efficace qu'il faudrait faire concourir avec lui, serait l'asphyxie. On a tenté inutilement l'asphyxie par submersion ; celle qu'on obtient par différens gaz non respirables ou délétères n'a pas mieux réussi. Il en est une qui m'inspirerait plus de confiance , c'est celle que l'on produit par l'emploi intérieur de la Belladona. On voit que je prends ici le mot d'asphyxie dans son sens le plus étendu , et que j'accorde la propriété de la produire à toutes les substances qui peuvent engourdir, stupéfier et même paralyser momentanément le nerf de la huitième paire.

L'usage de la Belladona, pour préserver de l'hydrophobie les hommes mordus par un animal enragé , est connu depuis long-temps. Cette substance et la manière de l'administrer constituent même une méthode curative de l'hydrophobie , dont on trouve l'exposition dans une excellente Dissertation de Münch , publiée d'abord à Goettingen , et recueillie ensuite dans le *Delectus opusculorum de J. P. Frank*. Lorsque l'hydrophobie est déclarée , c'est à haute dose , c'est au point de suspendre la respiration qu'il faut prescrire cette substance. Le fait suivant fera mieux connaître la valeur de cette méthode que toutes les notions de théorie auxquelles il nous serait si facile de nous livrer.

Un médecin allemand , qui avait fait ses études à Goettingen , et qui suivait en 179....

la clinique du professeur Stromeyer, m'a rapporté qu'un paysan fut conduit à cet établissement, éprouvant depuis quelques jours tous les symptômes de l'hydrophobie la mieux caractérisée. On parvint à lui faire avaler une forte dose de la racine ou des feuilles de Belladona. Je ne me rappelle plus si ce fut dans un liquide, dans une conserve, ou en pilules. Quoi qu'il en soit, bientôt après avoir pris ce remède, le malade cessa d'être violent et furieux, il s'endormit profondément. Ce sommeil s'accompagna d'une asphyxie telle, que le malade passa pour mort. Il ne donnait aucun signe de vie, et la sueur ruisselait de tout son corps. Une glace appliquée contre sa bouche annonçait un reste de souffle. On le garda pendant cinq jours dans cet état de mort apparente. Lorsqu'il en sortit, il demanda d'une voix expirante où il était, ne conservant aucun souvenir de ce qui s'était passé. On le ranima avec du lait, du bouillon, des jaunes d'œufs, et ce ne fut que long-temps après qu'on lui permit l'usage des alimens plus solides, etc. On calmait sa soif non avec de l'eau pure, mais avec du lait ou de l'hydrogale. La guérison fut complète, et aucune rechute ne vint la troubler.

Les mesures de l'administration relativement à l'hydrophobie laissent bien des choses à désirer. L'humanité a bien à gémir des abus aux-

quels les soins préservatifs et curatifs de cette
maladie donnent lieu. L'autorité, qui intervient
dans une foule de démêlés , de transactions et
d'intérêts où elle n'a que faire et où sa présence
corrompt tout , aurait ici un beau sujet d'exercer son zèle paternel. Les battues , comme je
l'ai déjà dit , ne sont pas assez souvent renou-
velées, ni assez bien faites ; le plus souvent elles
s'exécutent sous la direction des gardes-cham-
pêtres , qui vont là comme à une parade ou
une revue , et dans l'intention de se montrer
plutôt que dans des vues d'utilité publique.
C'est surtout dans un pays découvert, comme
l'est notre campagne de Lyon, qu'elles sont
exposées à manquer leur but. Le débit et la
vente de tous ces remèdes secrets contre la
rage , qui entretiennent parmi les citoyens une
fausse et dangereuse sécurité ; les méthodes
préservatives et curatives de la rage , que l'expérience a fait connaître pour les plus efficaces,
devraient être, comme les secours à employer
pour les asphyxiés par submersion , le sujet
d'une publication imprimée et affichée que l'on
renouvellerait au moins tous les six mois. Enfin,
l'on ne devrait point permettre que les domiciles
des malheureux hydrophobes fussent violés par
les commisaires et agens de police , et quelquefois , ainsi que je l'ai vu , que ces malades

fussent traînés dans les cachots des hôpitaux
avec une escorte de gendarmerie, sous le pré-
texte abusif de la sûreté publique, et parce
qu'on est imbu du préjugé que le mal dont ils
sont atteints est contagieux d'homme à homme.
Voilà un petit nombre des *desiderata* que la
morale et l'humanité sont également intéressées
à exposer relativement à cette terrible maladie,
dont il faut au moins adoucir les horreurs, en
attendant que l'art découvre, pour la prévenir,
un antidote qui certainement doit exister.

NEUVIÈME LECTURE.

DE L'EMPOISONNEMENT PAR LE VERT-DE-GRIS QUI SE FORME A
LA SURFACE DES USTENSILES EN CUIVRE, OU VERT-DE-GRIS
NATUREL (SOUS-CARBONATE DE DEUTOXYDE DE CUIVRE).

Le jeudi 17 mai 1827, une première communion avait été l'occasion d'un déjeûner en famille dans une maison très-connue, à une heure de la ville. Après la cérémonie religieuse, on servit aux parens et aux personnes invitées le repas du matin. Entr'autres alimens qui leur furent présentés, se trouvait un fort beau pâté froid, qui avait toutes les apparences d'un excellent mets, *et dont avant le goût*, comme dit Molière dans Amphitryon, *les yeux se régalaient*. Six personnes seulement en mangèrent, et toutes en furent extrêmement incommodées dès le jour même, la nuit qui suivit et tout le lendemain. Le maître de la maison, qui en avait mangé plus que personne, grâce à la force de son tempérament, fut aussitôt rétabli que sa société. Mais, quelques jours après, ayant remarqué, en visitant la dépense, un reste assez considérable de ce pâté, et ne soupçonnant

point encore la cause qui l'avait si fort éprouvé
les jours précédens, il eut l'imprudence d'en
faire son déjeûner. Quelques heures s'étaient à
peine écoulées depuis ce repas, que des angoisses
inexprimables se firent sentir; le malade croyait
toucher à son dernier moment, et je fus mandé
en grande hâte. A la nouvelle de cet accident,
toute affaire cessa pour moi; je volai au secours
d'une famille à qui j'ai voué le plus tendre
intérêt. Le malade ne doutait plus alors de son
mal, de la cause qui l'avait fait naître d'abord,
et de celle qui l'avait ensuite renouvelé.

Lorsque j'entrai dans sa chambre, il me ten-
dit amicalement la main, en me disant avec une
sorte de désespoir : Vous voyez un homme em-
poisonné. Je m'empressai de le rassurer : les
sciences chimiques et médicales, lui dis-je, ont
fait de si grands progrès dans ces derniers temps,
que l'art de guérir possède des antidotes certains
contre tous les poisons connus. Cependant je
n'étais point sans inquiétude : la voix du malade
était éteinte; les traits de son visage me paru-
rent singulièrement altérés; il avait dans la
bouche une saveur métallique, un resserrement
de la gorge, des nausées, mais surtout des
tranchées très-vives et des déjections alvines
qui se renouvelaient avec un ténesme douloureux toutes les cinq ou six minutes. Ayant

9

appris qu'on avait conservé quelques débris de ce dangereux mets, je témoignai le désir qu'on les livrât aux animaux domestiques, non pas en quantité capable de les faire périr, mais au point de les incommoder, afin d'avoir, dans les résultats de cette dernière épreuve, une certitude à laquelle rien ne manquât plus. On n'en voulut rien faire : les animaux qui devaient être soumis aux hasards de cette expérience étaient intéressans, utiles, ils avaient rendu des services, et avaient pris rang parmi les domestiques de la maison. Je n'insistai point, je respectai au contraire des scrupules aussi délicats, et qui annoncent dans ceux qui les éprouvent un profond sentiment d'humanité; cette morale est d'ailleurs la mienne, et, comme Plutarque, je ne voudrais pour rien au monde même vendre le bœuf qui aurait vieilli à mon service. Je me bornai donc aux preuves que j'avais sous les yeux, et certes elles étaient suffisantes pour établir un diagnostic et motiver un traitement.

Les moyens curatifs que je vais indiquer sont ceux que j'emploie dans ces sortes d'accidens. Je les modifiai pour le malade, son cas ne m'ayant point paru, après un examen attentif, ni aussi grave, ni aussi urgent que je l'avais d'abord jugé sur la lettre qui me fut écrite. Je publie d'autant plus volontiers cette méthode de traitement qu'il est bon de populariser de pareilles connaissances, et qu'elles ne sont pas de celles qu'il faut tenir dans son poing fermé. Je n'apprendrai rien sans doute aux gens de l'art, mais j'ose espérer que les personnes isolées à la campagne me sauront gré d'une communication qui peut leur servir de règle pour se conduire avant l'arrivée des secours.

Le propre du vert-de-gris étant d'exciter des vomissemens, il est rare que l'émétique soit rigoureusement nécessaire dans ce genre d'empoisonnement. La saignée capillaire est bien autrement importante, et c'est aux cuisses que je fais appliquer les sangsues. Elles seraient mieux placées peut-être sur la région épigastrique, mais les nausées continuelles et les vomissemens répétés contrarient leur opération en cet endroit; elles tombent, détachées par les efforts et les secousses pour vomir, avant de s'être gorgées de sang et d'avoir mordu assez profondément pour faire espérer une abondante déplétion ultérieure. D'un autre côté, le choix que je viens d'indiquer du lieu de dérivation laisse libre la surface du ventre pour l'emploi simultané des fomentations émollientes, remède de la plus grande efficacité dans tous les cas de cette espèce. Cette considération est majeure dans une maladie si aiguë, où il faut procéder si promptement, ne se priver d'aucun moyen curatif, et les appeler tous à la fois au secours de la vie.

Je viens de parler des fomentations ; je reprends cette partie du traitement à cause de son importance. Je les fais pratiquer de suite avec de l'eau tiède, si l'on n'a pas sous la main du bouillon de tripes, du lait ou d'autres substances grasses et émollientes ; je prescris de les continuer sans interruption, avec des linges qu'on n'exprime point, plutôt qu'avec des tissus de laine, afin d'obtenir un bain local, plutôt qu'une fumigation ou bain de vapeur.

En même temps je fais gorger le malade d'hydrogale, c'est-à-dire, d'un mélange de lait et d'eau tiède, soit pour favoriser le vomissement, soit pour délayer le principe délétère et l'affaiblir en l'allongeant, soit pour l'expulser par les déjections alvines, que d'abondantes boissons sont très-propres à provoquer, soit pour calmer la membrane gastro-intestinale, que sa présence a déjà irritée ou même enflammée.

Je prescris, en outre, un blanc d'œuf battu avec une ou deux cuillerées d'eau sucrée, et je fais réitérer cet œuf à la neige tous les quarts-d'heure, toutes les demi-heures, ou toutes les heures, selon l'état et l'urgence des symptômes.

Les lavemens adoucissans, répétés souvent, ne sont pas moins convenables. Les fomentations tiennent lieu des bains entiers, et leur sont même préférables. La saignée générale, dont je ne conteste point d'ailleurs l'utilité, aurait été nuisible dans tous les cas pour lesquels j'ai été appelé. La plupart des malades, quand je suis arrivé auprès d'eux, éprouvaient déjà ce pouls petit, serré, convulsif, échappant à l'exploration ; ces angoisses, cet abattement physique et moral, cet affaissement des saillies musculaires, remarquable surtout au visage ; ces sueurs froides, ces crampes dans les extrémités inférieures, qui ont lieu après quelques heures d'un violent *cholera - morbus*. Le sucre n'est point, comme on l'a prétendu dans ces derniers temps, un antidote du vert-de-gris; mais il peut être utile, et je ne manque point d'en faire dissoudre le plus possible dans les boissons et les remèdes intérieurs ci-dessus indiqués. C'est dans les mêmes vues, c'est d'après les mêmes principes que quelques médecins ont célébré les vertus de l'eau emmiellée dans l'empoisonnement par le vert-de-gris. J'ai soin de la prescrire, lorsque le dénuement des ménages (*res angusta domi*) ne permet pas l'usage du sucre.

Tel fut, en très-grande partie, le traitement du malade à qui je donnai des soins. Il se trouva

fort soulagé au bout de quelques heures ; le lendemain il était très-bien ; le troisième jour il put
sortir et vaquer à toutes ses affaires.

Nous n'indiquerons pas ici toutes les substances capables d'oxyder les vaisseaux de cuivre
dans lesquels on les prépare ; mais seulement
celles qui ont donné lieu à des empoisonnemens
observés et constatés. L'utilité pratique nous
oblige à procéder de la sorte : Extraits et sucs
épaissis, provenant des différentes plantes mé-
dicinales. — Sirops divers et plus particulièrement le sirop de nerprun ; *voyez* la Dissertation
de Schulze, bizarrement intitulée : *Mors in olla.*
—Loochs ; *voyez* Parmentier : *Récréations physiques, économiques et chimiques.*—Emulsions.
— Eaux distillées. — Huiles éthérées, et, par
exemple, l'huile de cajeput, à qui le cuivre
donne une belle couleur verte. Le cuivre colore
d'un très-beau vert tous ses produits ; ceux qui
ont visité souvent, à Paris, le Muséum d'histoire
naturelle, salle des minéraux, ont pu s'en assurer.
— Sels neutres, et surtout la crême de tartre.
— Eau commune, soit qu'on la conserve dans
des vases de cuivre, soit qu'elle découle après la
pluie des toits recouverts en lames ou plaques
de cuivre. — Boissons chaudes. — Lait, fromage
et beurre. — Huile et autres sucs gras, exprimés
des végétaux. — Vin, bière, vinaigre et fruits

confits dans le vinaigre. — Haricots, concombres et câpres. — Les feuilles du *crithmum maritimum*, vulgairement appelé perce-pierre, condiment aromatique, que l'on emploie en divers pays pour exciter l'appétit. — Les bouillons, poissons et viandes que l'on fait cuire dans des marmites de cuivre. Il est bon de répéter ici ce que le St.-Père disait souvent, mais dans un autre sens, à son fidèle cuisinier, après avoir signé, en août 1773, le bref de la suppression des jésuites : *Fra Francesco, badate alla pignatta.* — Les œufs cuits avec de l'oseille et du beurre. — Les substances nutritives, cuites avec le vin ou le lait. — Les alimens que l'on sert aux passagers et aux matelots dans les voyages de long cours. Un médecin anglais, Blizard, qui a publié, en 1786, une fort bonne dissertation sur le sujet dont nous nous occupons ici, est porté à croire que le scorbut qui désole ces navigations lointaines, doit son origine et son principe aux ustensiles de cuivre dont on se sert dans les navires, et qui s'oxydent, sous l'influence de l'air marin, avec une incroyable facilité, au point que tous les soins de propreté parviennent difficilement à les préserver de cette altération.

Il faut ajouter, le sang des animaux qui est, pour les vaisseaux de cuivre, un des plus puissans moyens de leur oxydation ; enfin, le sel

commun (muriate de soude, ou hydro-chlorate
de soude), dont on ne se méfie guère plus et
qui n'est pas moins dangereux. C'est à ce dernier
chef qu'il faut rapporter l'observation de Dehaen
(*Rat. med. P. III. Cap.* 2.), qu'en l'année 1732
cent trente personnes furent horriblement empoisonnées à la Haye, pour avoir mangé des
crabes cuits, avec une saumure préparée dans
des vaisseaux de cuivre, où l'on avait eu l'imprudence de la laisser refroidir.

On voit par ce catalogue, dressé immédiatement d'après les faits, qu'on a trop légèrement
avancé que l'eau pure, la bière, le thé, le lait et
le café n'exercent aucune action sur le cuivre,
et peuvent bouillir sans inconvénient dans des
vases de ce métal.

L'habitude peut quelquefois atténuer les effets
délétères du vert-de-gris. Ainsi, la préparation
de cet oxyde, qui est la principale industrie de
Montpellier, se fait dans cette ville sans précaution, et cependant sans causer d'accident nota-
ble. J'ai vu souvent des meules de vert-de-gris
s'élever à quatre ou cinq pieds de hauteur dans
des chambres basses, obscures et fort étroites,
à côté des fourneaux, des ustensiles de cuisine,
des tables à manger, et cependant les personnes
qui raclaient les lames de cuivre, n'éprouver
aucune altération dans leur santé par ce contact

presque immédiat avec les substances destinées à leur alimentation, ou avec les vases employés à les contenir. J'ai vu des ouvrières interrompre leur travail pour surveiller le pot au feu, écumer le bouillon, en retirer la viande avec une fourchette, pour juger le degré de cuisson qu'elle avait éprouvé; j'en ai vu d'autres s'asseoir à la table commune, casser leur pain et prendre leur repas sans avoir eu la précaution de se laver les mains. J'ai vu plus encore, des nappes, des serviettes, le linge de table, les manches des couteaux maculés par le vert-de-gris que les doigts y avaient déposé. Quant à moi, qui n'avais pas probablement une grâce d'état, j'ai toujours éprouvé, à l'époque où l'on raclait le vert-de-gris, quoique ma chambre fût fort éloignée de ces foyers insalubres, des cardialgies, des nausées, des angoisses d'estomac qui m'auraient fait quitter la maison où je logeais, si cette exploitation, qui durait quinze ou vingt jours tous les ans, s'était prolongée davantage, et si je n'avais trouvé une compensation à ces mal-aises dans les agrémens d'une douce et touchante hospitalité.

C'est peut-être à l'habitude qu'il faut aussi rapporter ce que m'ont appris des officiers de marine, des médecins et des chirurgiens à bord des vaisseaux, que souvent en mer l'on sert aux matelots, sans qu'ils éprouvent après leurs repas la moindre colique, la moindre nausée, des pièces de lard glacées de vert-de-gris.

Qu'on me permette à présent quelques observations qui m'ont été suggérées par tout ce qui a précédé, et que l'amour de l'humanité me fait croire utiles à l'intérêt général. Il serait à désirer que dans l'usage économique on renonçât au cuivre, métal éminemment oxydable, qui s'unit et s'allie avec une extrême facilité aux autres métaux, plus susceptible qu'aucun d'eux d'altération, et que les anciens alchimistes ont peut-être, pour toutes ces raisons, désigné sous le nom de Vénus. L'exemple introduirait peu-à-peu cette réforme et d'une manière bien plus sûre, bien plus durable, que ne pourraient le faire des ordonnances émanées de l'administration. Cependant une loi qui a prévalu en Suède, en a interdit l'usage dans toutes les provinces de ce royaume, et cette loi fut votée à la sollicitation de Schoëffer (Schôffer, selon l'orthographe suédoise), auquel la reconnaissance publique éleva une statue de ce même métal. Il est très-certain qu'à Lyon, un restaurateur qui s'abstiendrait entièrement de cuivre dans sa batterie de cuisine, qui n'emploierait que des ustensiles et des vases en fer-battu, en tôle du Levant, en faïence, et qui justifierait de cette

réforme à tous les yeux et dans toutes les circonstances où l'on chercherait à le surprendre,
ferait rapidement une brillante fortune. Il aurait,
pour ses plus fidèles pratiques, tous les consommateurs qui ne méprisent point leur santé, tous
ceux dont la sensualité veut des garanties dans
les détails les plus minutieux des plaisirs par lesquels elle cherche à se satisfaire.

Ma voix n'est point assez forte pour retentir
dans tous les rangs de la société, et je n'ose
espérer qu'elle contribue beaucoup à un changement, dont la nécessité d'ailleurs a été mille
fois exposée par des bouches plus éloquentes
que la mienne. Je dois donc me borner, dans les
circonstances présentes, à faire connaître les
causes qui donnent plus particulièrement lieu à
la formation et au développement du vert-de-
gris dans les vases de cuivre où l'on prépare nos
alimens. Si l'on évite ces causes, on aura, à défaut
d'une amélioration plus complète, quelques dangers de moins à courir.

1.º L'expérience a démontré qu'il était dangereux de suspendre la cuisson des alimens dans
des vaisseaux de cuivre, de la reprendre pour
l'interrompre encore, de la continuer de nouveau.
Ces alternatives de cuisson et de refroidissement,
surtout lorsque le vase n'est pas parfaitement
net, sont très-propres à produire du vert-de-gris.

2.° Il n'est pas moins imprudent de ne point transvaser après l'ébullition ou la coction terminée. Ce n'est pas dans les vaisseaux de cuivre où il a cuit, que le mets doit refroidir.

3.° Je ne connais aucune ordonnance ou réglement de l'autorité par rapport à l'étamage. Le plus souvent il est mal fait, et n'offre qu'une perfide sécurité. L'on aperçoit à la loupe, et quelquefois même à l'œil nu, des points où le cuivre s'élève comme en relief au-dessus de la couche mince d'étain qui a été passée sur lui. L'opération de l'étamage est complexe, offre quelques difficultés, et demande beaucoup plus de soins qu'on ne pense. Pourquoi l'autorité ne surveille-t-elle pas davantage ceux qui s'en mêlent? Pour étamer, il faut d'abord décaper ou mettre le métal parfaitement à nud, car les oxydes ne s'allient pas avec les métaux; on exécute cette première partie de l'opération en frottant avec du muriate d'ammoniaque le métal à étamer, ou en le raclant fortement, ou en passant un acide faible sur toute sa surface; on fait fondre ensuite l'étain dans le vaisseau destiné à l'étamage; enfin, on étend l'étain fondu sur les parois du vaisseau avec une éponge, ou des chiffons, ou de la filasse. Or, ces trois parties bien distinctes, qui constituent l'art de l'étameur, sont quelquefois exécutées avec tant de négligence et d'impéritie, que l'effet préservatif qu'on en attend contre le vert-de-gris, devient imparfait et même nul.

On a élevé une autre question sur les dangers qui résultent du cuivre en apparence bien étamé. On s'est demandé s'il ne faudrait pas plutôt les imputer à l'arsenic que contient l'étain avec lequel on étame. M. Bayen a répondu à la question; cet habile chimiste a prouvé qu'il y a infiniment peu d'arsenic dans l'étain, et qu'étant d'ailleurs très-volatil, il se dissipe et s'évapore presque entièrement au degré de fusion auquel on soumet l'étain pour opérer l'étamage. C'est donc dans les circonstances ci-dessus exposées, qu'il faut chercher le danger dont nous nous plaignons et les moyens de le prévenir.

4.° L'usage de l'argenterie, qui inspire tant de confiance, n'est pas toujours sans danger. Celle qu'on destine au service des tables souffre beaucoup d'alliage : on y admet généralement un seizième de cuivre, mais je suis porté à croire que la proportion de ce métal y est encore plus considérable. Aussi n'est-il pas prudent d'employer des cuillers et fourchettes d'argent qui n'ont pas servi depuis long-temps, sans les laver, frotter et nettoyer avec le plus grand soin, pour enlever les nombreuses plaques de vert-de-gris qui se forment à leur surface. C'est surtout à l'endroit des soudures que ces plaques se déve-

loppent en plus grand nombre, et dégénèrent
en croûtes épaisses, parce qu'on soude avec un
alliage de cuivre et d'argent. M. Hallé rapportait
dans ses leçons d'Hygiène, qu'une dame et sa
fille s'étant servies, pour leur café, de sucre
qui était resté tout l'hiver renfermé dans un
sucrier d'argent, faillirent à périr empoisonnées.
J'ai retrouvé, depuis, le même fait dans des
ouvrages qui ont paru sous le nom de ce célèbre
professeur, et je suis certain par-là que ma
mémoire, quant à cette citation, n'est point en
défaut.

5.° Enfin, le cuivre en substance et non
oxydé peut-il être introduit sans danger dans
l'estomac? Beaucoup de médecins ont confondu
l'empoisonnement par les oxydes de cuivre avec
les effets de ce métal administré en substance,
et comme remède. Il faut rétablir ici une distinction qui a déjà été faite et depuis long-temps,
mais qui a été peu remarquée. *Cuprum purissi-
mum et non æruginosum est innocuum*, disent
quelques auteurs de médecine, et leur opinion
à cet égard est aussi la mienne : mais lorsqu'il
rencontre dans l'estomac des acides plus ou
moins concentrés, capables de le convertir
en sel de cuivre, il peut agir sur l'organisme
comme les substances les plus délétères,
et causer les mêmes désordres que le cuivre

avalé à l'état de vert-de-gris. M. le docteur
Labonnardière père , pendant un court séjour
qu'il fit à Lyon , en avril 1827 , me commu-
niqua la recette d'un médicament qu'il emploie
avec le plus grand succès contre l'épilepsie , et
dont le cuivre longuement travaillé (*cuprum
multo labore paratum*) forme la base. Le *multus
labor* a probablement pour effet de rendre le
cuivre le moins oxydable possible par les acides
qui peuvent se trouver dans l'estomac. Aussi ,
ai-je appris de cet habile médecin , sans en être
fort étonné , que si le cuivre avait quelquefois
trompé son espérance dans une maladie dont les
causes sont si diverses et tiennent quelquefois
à des altérations organiques irrémédiables , ce
métal du moins , administré par lui , n'avait
jamais produit aucun effet nuisible. Ces transformations que le cuivre , dans son plus haut
degré de pureté , peut subir dans l'estomac ,
sont communes à beaucoup d'autres substances :
ainsi la magnésie, prescrite même à petite dose,
devient quelquefois , selon l'état des premières
voies , un purgatif actif ; dans des circonstances
données, le muriate de baryte , administré avec
la plus grande circonspection, opère à la manière
du plus violent poison , et ce n'est pas sans raison
peut-être que des médecins , injustement appelés timides et méticuleux , ont presque entière-

ment proscrit le sel commun (chlorure de sodium) pendant l'usage de certains sels mercuriels.

DIXIÈME LECTURE.

DE L'HUITRE, ET DE SON USAGE COMME ALIMENT ET COMME REMÈDE.

AUTREFOIS l'huître (*ostrea edulis*) [1] était à peine connue à Lyon, ou du moins l'on n'en faisait

---

[1] Cet animal appartient à la classe des mollusques acéphales hermaphrodites. Au commencement du printemps, il jette un frai verdâtre qui l'énerve et le rend maigre et languissant. Ce n'est guère qu'en septembre qu'il a réparé ses forces et repris son embonpoint. Il est très-abondant en France sur tout le littoral de l'Océan : il ne l'est pas moins au Sénégal et en Afrique, à St.-Domingue, à Tabago et sur la côte de Coromandel. L'huître de la Méditerranée est moins estimée ; elle est en général très-grosse, a une saveur cotonneuse, et on ne peut la manger crue qu'après l'avoir divisée avec le couteau en plusieurs parties. On sert cependant à Gênes, sur les tables les plus somptueuses, une huître très-petite, délicieuse et fort recherchée des amateurs. Le golfe Adriatique fournit à Venise une énorme quantité d'huîtres d'assez bonne qualité, que l'on transporte dans la Haute et Basse-Autriche et dans la Hongrie. On préfère l'huître de rocher à celle qui se pêche au large, à trois ou quatre lieues de la côte ; la première est plus grasse et plus savoureuse. Les Chinois emploient les

10

ici qu'une consommation très-modérée. Le prix
élevé de ce mollusque semblait l'exclure des
tables vulgaires, et beaucoup de riches s'abste-
naient d'en manger, parce que les communications avec Paris et les ports de l'Océan étant
lentes et difficiles, les huîtres ne nous arrivaient
point dans cet état de fraîcheur et de pureté qui
en fait rechercher l'usage.

Les choses ont changé : la rapidité et la facilité des transports permettent de recevoir, tous

---

coquilles d'huîtres dans la construction de leurs bâtimens.
Mon savant confrère, M. le docteur Louis Valentin, dans
une lettre qu'il m'adressa de Nancy, à la date du 16 mai
1827, m'apprend qu'en certains états de l'Union on fait
de la chaux avec des coquilles d'huîtres. Ces coquilles,
dit-il, dans certains lieux sont fossiles, amoncelées par
masses très-considérables, réduites en carbonates cal-
caires, et servent aux cultivateurs à fertiliser leurs terres.
Dans la Géorgie et la Caroline du sud, ajoute mon
célèbre correspondant, on rencontre quelquefois parmi
ces filons des huîtres tellement grandes qu'on y peut
aisément placer le pied ; mais on ne trouve plus le mollusque analogue dans ces parages. Si l'on en croit d'illustres naturalistes, l'huître diluvienne était encore plus
gigantesque ; on a trouvé sur nos côtes des huîtres
fossiles qui avaient plusieurs pieds de diamètre. En
France, la pêche des huîtres commence vers le milieu
de septembre, et dure jusqu'à la fin d'avril de l'année
suivante. L'époque de l'ouverture et de la clôture de la
pêche est fixée par le conseil de St.-Malo.

les jours à Lyon, des huîtres parfaitement fraîches ; d'un autre côté, la concurrence plus
grande des sauniers qui se livrent sur le littoral
de l'Océan à l'éducation des huîtres, et la concurrence non moins remarquable des marchands
de marée dans les grandes villes de l'intérieur
de la France, ont rendu beaucoup plus général
parmi nous l'emploi des huîtres comme aliment.
Ceci tient, en grande partie, à ce principe d'é-
conomie politique devenu trivial à force d'avoir
été répété: que plus l'industrie se perfectionne
ou est encouragée, plus ses produits sont faciles
et abondans; plus le prix de ces produits dimi-
nue et baisse, plus ils circulent dans des classes
de la société où ils ne trouvaient point auparavant de débouchés ; plus les jouissances sociales
augmentent, et plus les producteurs s'enrichis-
sent par le nombre toujours croissant des consommateurs. Ce que nous disons des huîtres
s'applique aussi à la morue (*gadus morrhua*) ;
l'abondance, la hardiesse et le bonheur des
pêches, peut-être les douceurs du fisc à cet
égard, ou d'autres raisons que je connais moins,
font livrer à cinquante centimes environ une
quantité de ce poisson que nos pères payaient
plus de deux cents, il y a cinquante ans.

L'huître, ayant presque cessé pour notre ville
d'être un aliment de luxe, et ayant, pour ainsi

10..

dire, pris son rang parmi les nourritures communes, la connaissance de son bon état, de ses dégénérations et des soins à prendre pour la conserver est devenue un sujet d'étude pour la police de salubrité, et c'est principalement pour exprimer, par rapport à ce mollusque, quelques vues utiles à la santé publique, que j'ai écrit cette dissertation.

On ne connaît guères dans nos pays que l'huître commune qui est transportée en poste, et en moins de quarante heures, de Caen, de Cancale et de Dieppe à Paris, et qui, expédiée ensuite de Paris à Lyon au moyen de la malle, des diligences et des messageries, nous arrive de la capitale en cinquante à soixante heures. Nous ne connaissons guère l'huître verte que l'on mange avec délices, en Angleterre, à Bordeaux, à Dieppe, à St.-Vaast de la Hougue, à Ostende et surtout à Marennes. Si le plan que je me suis tracé me permettait un plus long développement de mes idées, j'examinerais quelques points d'histoire naturelle relative aux huîtres, que je me borne pour le moment à énoncer.

Je rechercherais, par exemple, si la couleur verte, propre à quelques-uns de ces mollusques, tient à leur pacage[1] dans des eaux voisines de

---

[1] D'autres disent *parcage*.

la mer, dont le fond est couvert de mousse et
les anses bordées de verdure, à la nature du
sol, à un animalcule qui s'introduit dans les
parcs, et que les naturalistes ont appelé *Vibrion*.
Il est bien plus présumable que cette couleur,
ainsi que le prétend M. Goubeau de la Bilennerie,
président du tribunal de Marennes, auteur de
plusieurs ouvrages de jurisprudence [1], est due
au concours de diverses choses, dans le pays où
il écrivait : d'abord, à la situation des claires sur
les rives du confluent de la Seudre, dont les
eaux douces sont déjà combinées avec celles de
la mer, et qui, poussées dans les réservoirs à
l'époque des sygyzies, se combinent encore avec
les eaux pluviales; en second lieu, à une température modérée, puis au soleil et au vent nord-
est qui viennent développer le principe de la
coloration; enfin, au mode d'administrer les
parcs qu'une longue expérience a fait adopter.

---

[1] *Dissertation sur les Huîtres vertes*, Rochefort, avril
1821, in-8.º de 96 pages. Je recommande cet opuscule
comme un excellent mémoire d'histoire naturelle pratique ; j'appelle ainsi cette histoire naturelle que l'on fait,
non point au coin de son feu ou dans son cabinet, d'après
des notes ou documens faux ou incomplets, mais sur les
lieux mêmes, en présence des sujets que l'on veut décrire,
après une longue habitude et une longue expérience de
ces mêmes sujets.

Je ferais remarquer ensuite une certaine phosphorescence, semblable à celle qui distingue dans les ténèbres le ver-luisant, que l'on observe à la surface de l'huître dans certains reflets de la lumière artificielle, et qui me porte à croire qu'on est bien loin d'avoir déterminé, par une analyse minutieuse, tous les principes qui existent dans ce coquillage.

J'aurais encore à examiner la nature et l'espèce d'un ver que j'ai quelquefois rencontré nageant dans l'eau dont l'huître est entourée. Ce ver, ordinairement long d'un pouce ou d'un pouce et demi, mince et presque filiforme, blanc, ou plutôt d'un blanc cendré, se tortille et se contourne dans tous les sens quand on cherche à le saisir. Il n'appartient point à l'espèce de ces vers rougeâtres qui abondent dans la cavité des écailles au moment du frai, et qui rendent alors l'usage de l'huître si pernicieux.

La multiplication des huîtres ne serait pas moins digne d'attention ; elle est prodigieuse ; écoutons encore ici M. Goubeau de la Bilennerie : « Si la plupart des semences des huîtres n'étaient » pas perdues dans la mer, parce que les flots » les portent souvent sur des fonds vaseux, dont » le défaut de consistance, et d'ailleurs les éma- » nations insalubres empêchent le développe- » ment des germes, et les étouffent même dans

» leur essence, il en résulterait que cette famille
» de testacées deviendrait extraordinairement
» abondante, et pourrait peut-être déranger, si
» l'on osait parler ainsi, l'admirable équilibre
» qu'une main toute-puissante a établi parmi les
» autres espèces ; jamais du moins l'homme, ou
» les ennemis de ces bivalves, ou l'action des
» élémens, ne pourraient en consommer, dé-
» truire ou anéantir un assez grand nombre
» pour en diminuer l'excessive quantité[1]. » Le

---

[1] *Voyez* les pages 27 et 28 de la Dissertation déjà citée.
J'étais occupé d'idées semblables et d'autres qui s'y rapportent, lorsque, dans mon *Précis élémentaire de police
médicale*, Paris, juillet 1824, in-8.°, premier cahier,
pag. 65, 66 et 67, j'ai cherché à combattre les théories
de Malthus, qui fait un appel au vice, à la misère, à la
peste, à la guerre, à tous les fléaux, pour centésimer et
même décimer cette espèce humaine qu'il compare à une
vermine éminemment prolifique, et pour laquelle il croit
que les moyens de subsistance sont bien loin d'être pro-
portionnés aux moyens de reproduction. Malthus pouvait
très-bien connaître le mouvement de la population et
l'échelle selon laquelle son accroissement a lieu ; mais
il fallait peser dans la même balance, et mettre, pour
ainsi dire, en regard tous les moyens d'alimentation : et
notre catalogue, à cet égard, est très-défectueux, très-
incomplet. Que de terres en friche ! que de semences
nutritives sont perdues, faute d'une sage économie qui
les ferait servir à nos besoins ! que de choses qui nour-
rissent restent encore à découvrir ! Le vaste domaine des

limaçon, qui est aussi un mollusque, ne multi-
plie pas moins : dans une année pluvieuse, il y
a plus de limaçons dans dix lieues de pays, que
d'hommes sur la terre (*Voltaire*).

L'huître est un de nos alimens les plus délicats : *Nobilissimus cibus*, disent les auteurs de
matière alimentaire. Il faut qu'un instinct bien
puissant pousse l'homme à se nourrir de ce
mollusque, puisque l'on voit des individus qui,
sans avoir ni le goût ni l'habitude de la gour-
mandise, entreprennent de longs et pénibles
voyages, et font jusqu'à deux ou trois cents
lieues pour se rendre sur un littoral ou dans
des ports de mer où l'huître est pêchée en abondance. Je tiens d'un fameux restaurateur de Paris, que son cabaret, justement renommé pour

---

mers a reçu à peine un commencement d'exploitation
dans l'intérêt de notre consommation alimentaire. Un régime analogue à celui des peuples ichtyophages n'aurait
sans doute rien de contraire à la durée de la vie et à la
conservation des belles races propres à notre espèce.
L'auteur de l'ouvrage singulier écrit en Egypte, et connu
sous le nom de *Telliamed*, aurait trouvé sans doute, dans
l'efficacité de ce régime, par rapport à l'espèce en général,
de nouvelles preuves en faveur de son paradoxe sur l'origine primitive de l'homme, sur les besoins physiques qui
en découlent immédiatement, et sur les moyens naturels
de les satisfaire.

le choix et la bonne qualité des huîtres, était
particulièrement fréquenté, en 1814 et 1815,
par les officiers russes ; qu'ils mangeaient surtout des huîtres avec excès, et que les nombreux
quintaux de ce mollusque qui entraient chaque
jour dans sa cuisine suffisaient à peine pour le
tenir au pair avec leur avide consommation. La
sensualité de Montaigne est assez connue : être
sujet à la colique, dit-il, et s'abstenir des huîtres, ce sont deux maux pour un. On sait que
l'empereur Claude les avait prises en très-grande
passion, et qu'il en poussait l'usage le plus souvent jusqu'à ce que l'indigestion s'ensuivît. Tra-
jan, faisant la guerre aux Parthes, n'était réjoui
par aucune nouvelle venant de Rome, autant
que par l'annonce des cloyères que lui expédiait
Appicius, 3.ᵉ du nom, qui avait trouvé le secret,
aujourd'hui perdu, de conserver les huîtres
fraîches et intactes pendant un fort long temps,
et de les faire parvenir sans altération aux dis-
tances les plus éloignées. Exilé à Marseille pour
le meurtre de Clodius, Milon supportait sa mauvaise fortune avec courage et même avec gaîté ;
ayant un jour reçu de Cicéron un plaidoyer bien
supérieur à celui que l'illustre orateur romain
avait prononcé d'abord, il lui répondit : « Je
m'estime heureux que tant d'éloquence n'ait
point agi sur mes juges. Si vous aviez ainsi parlé

d'abord, je ne mangerais pas ici d'aussi bonnes huîtres. » Aux États - Unis, les huîtres sont la friandise nationale les jours où les travaux sont suspendus ; elles sont, pour les ouvriers anglo-américains, ce que la cruche de bière, avec la tranche de jambon, est pour nos artisans lyonnais les dimanches et les jours de fêtes.

De tous les animaux employés à notre nourriture, l'huître est le seul que l'homme mange vivant ; car on ne peut considérer comme une méthode thérapeutique positive et adoptée l'usage des cloportes crus, étourdis par le lavage du vin blanc, et par conséquent vivans, que de Haën a vu manger avec du pain[1], et de la manière la plus efficace, dans certains affaiblissemens de la vue avec sécrétion muqueuse surabondante des principales parties qui composent l'organe visuel. Cette méthode n'a rien d'extraordinaire aujourd'hui, si l'on considère que les cloportes, outre le mucilage et la gélatine dont ils regorgent, contiennent aussi une assez

---

[1] *Quùm itaque ex sapore remedii conjiciebat æger millepedes inesse, rogabat veniam eos comedendi cum pane, ut in juventute, quùm tam benè sibi sapuissent et tam miraculosè profuissent. Concessi, usus est crudis, bellissimeque convaluit... Rarissimi sunt qui sic millipedes comederent crudos ; ego saltem agerem gratias.* **Prælect. Ant. de Haën. Patholog. Symptom.**

grande quantité d'ammoniaque, et qu'un nombre considérable de topiques, employés pour les yeux sous la forme de poudre, d'essence, de flacon, de sachet, ne doivent leur efficacité, pour conserver la vue ou remédier à ses altérations, qu'à la partie ammoniacale, bien manifeste à l'odorat, dont elles sont pourvues.

Les arrivées d'huîtres sont trop fréquentes à Paris, la consommation active en renouvelle trop souvent les dépôts, et d'ailleurs la police de salubrité en surveille la vente avec trop d'intérêt, pour qu'on se permette à l'égard de ce comestible les fraudes plus ou moins grossières dont nous avons lieu de nous plaindre dans la province. J'en signalerai quelques-unes, celles au moins qui me sont connues ; et cet avertissement sera, j'ose l'espérer, d'autant plus utile, que l'huître est devenue un aliment presque commun, que la modération du prix la met à la portée d'un plus grand nombre de particuliers, et qu'elle est appelée, ainsi que je l'exposerai bientôt, à figurer dans notre matière médicale, et à prendre son rang parmi nos agens thérapeutiques les plus distingués.

Les cloyères ne sont pas toujours livrées aux consommateurs telles que le service des postes et des messageries les apporte dans la ville. Les détaillans, et c'est d'abord par leurs mains qu'elles passent, éventrent souvent les bourriches, font des choix, en composent de nouvelles, les unes d'une qualité supérieure, destinées aux gros consommateurs, aux traiteurs, aux cuisiniers, et les autres réservées pour les consommateurs vulgaires et subalternes, qui ne peuvent acheter qu'à la douzaine. Il importe d'être en garde contre cet abus toutes les fois que les huîtres sont employées comme remède; mais il en est un bien plus grave pour les malades, et dont il est encore plus important de les avertir.

Lorsque le débit de l'huître a souffert quelque retard ou quelque langueur, en langage de marchand, lorsque la vente a mal donné, plusieurs trafiquans de marées, pour préserver la marchandise d'une corruption manifeste qui en empêcherait l'écoulement ultérieur, sont dans l'usage de la faire macérer dans de l'eau salée. Cette tromperie est plus facile à reconnaître que la précédente : l'intérieur des valves contient alors beaucoup plus d'eau qu'il n'a coutume d'en contenir; les huîtres n'offrent plus qu'un tissu mou, flasque et dégoûtant ; la dent n'y trouve plus cette résistance charnue qu'elle aime tant à y sentir dans leur état naturel; l'extérieur des écailles est remarquable par son extrême humidité, et, peu de temps après avoir consommé

de pareilles huîtres, on éprouve une saveur sau-
mâtre avec beaucoup de soif. La fraude a aussi
imaginé de les faire macérer dans de l'eau pure,
et alors elles sont insipides.

Les huîtres gelées, et qu'on a fait dégeler
tout-à-coup et sans précaution, s'altèrent d'une
autre manière ; elles acquièrent une saveur aci-
dule et piquante, qui en rend le goût désagréa-
ble et la digestion difficile.

On a recours à différens moyens pour prolonger l'usage des huîtres hors des temps où elles
sont généralement réputées salubres. Ainsi, les
huîtres marinées ou confites, quoique le liquide
dans lequel on les plonge semble propre à
en faciliter la digestion, sont loin de valoir les
crues ; on les mange avec de l'huile ; elles ont
bien la forme de l'huître et un peu sa couleur,
mais elles n'ont presque rien de la saveur délicieuse qui lui est propre. Pour mariner les huîtres, on les jette d'abord dans l'eau bouillante ;
on les fait ensuite macérer dans une saumure
acidulée avec le vinaigre. La correspondance de
M. Valentin m'apprend que l'huître marinée est
un des principaux mets que l'on embarque à
bord des vaisseaux anglo-américains dans les
voyages de long cours. Les huîtres que l'on sert
dans les coquilles, et que l'on fait cuire avec
des anchois, des fines herbes et divers assaison-

nemens, sont les plus indigestes de 'toutes. Je citerai ici, pour mémoire seulement, et pour laisser moins à dire sur un sujet que je suis loin d'avoir épuisé, les pâtés d'huîtres d'Amat, fameux pâtissier-traiteur de Montpellier, qui envoie journellement dans les provinces les plus éloignées de la France, et même à l'étranger, ces produits de ses fours.

J'extrais encore les détails suivans d'une lettre de M. Valentin : « J'ai vu préparer l'huître de » différentes manières dans les États-Unis d'A- » mérique, et surtout dans la Virginie où elle est » très-grosse ; on la fait mariner dans du vinai- » gre ; on la fait bouillir ; on en accommode en » fricassée de poulet ; on en fait frire ; on en » met entre deux plats ou dans un four de cam- » pagne avec des fines herbes, du beurre et de » la chapelure de pain. Ce mets est excellent » quand il est cuit avec précaution. »

On ne doit généralement user des huîtres que pendant huit mois de l'année, c'est-à-dire, de- puis le mois de septembre jusqu'à la fin d'avril. Pendant les quatre mois qui suivent ce dernier, leur usage est réputé insalubre et même dange- reux. On cite particulièrement les mois de juin et de juillet comme ceux où la chair de l'huître acquiert les propriétés les plus malfaisantes. La vente en est alors prohibée à Paris. Dans une

ordonnance de police publiée à Paris le 16 fructidor an X, et qui contient d'excellentes dispositions sur la vente de ce mollusque, il est sévè-
rement défendu d'en crier et d'en vendre depuis
le 1.er floréal jusqu'au 30 fructidor. On prend
les mêmes précautions en Espagne ; mais elles
sont poussées encore plus loin. Il est défendu
même de mariner des huîtres dans cette partie
de l'année. On aurait encore plus de raisons
dans nos provinces pour en user de la sorte, si
les huîtres continuaient d'y arriver aux époques
que nous venons d'indiquer.

Cependant les amateurs de ce comestible trouvent à Paris des hôtels où ils peuvent, tous les
jours de l'année, satisfaire impunément leur
sensualité à cet égard ; et j'ai vu en août 1822,
malgré les chaleurs excessives qui régnaient
alors depuis deux à trois mois, sur la table d'un
célèbre teinturier de notre ville, des huîtres
parfaitement fraîches et du meilleur goût, dont
l'usage n'incommoda personne. Dans les provinces maritimes où l'on fait des éducations
d'huîtres, il paraît qu'on en peut consommer
toute l'année sans le moindre inconvénient. C'est
ainsi du moins qu'il faut entendre ce passage de
la dissertation de M. Goubeau de la Bilennerie :
« Quant à moi, dit-il, qui connais toutes ces
» particularités, j'ai peut-être plus d'occasions

» que personne à Marennes de les apprécier, à
» cause de mon vif désir et de mon habitude de
» manger *journellement* des huîtres vertes [1]. »

Je me hâte d'arriver aux usages de l'huître
comme régime des malades et comme médicament.

C'est le meilleur de tous les analeptiques, et
les personnes épuisées par quelques cause que
ce soit en doivent plus particulièrement rechercher l'usage. Le régime des huîtres est, sous ce
rapport surtout, favorable à l'enfance et à la vieillesse. Dans les langueurs produites par l'abus
des plaisirs vénériens, rien n'est plus propre
que ce mollusque à réparer les forces épuisées.
M. Pasquier [2] cite un vieillard âgé de soixante-
dix ans qui, ayant voulu faire le jeune-homme,
se trouva complètement énervé, et ne fut retiré
de cet état que par une consommation abondante d'huîtres qui composaient presque tout
son régime.

Immédiatement après la propriété qu'a ce
mollusque de ranimer le principe de la vie, languissant ou prêt à s'éteindre, je dois faire
remarquer celle qu'on lui attribue générale-

---

[1] Pages 62 et 63.
[2] Voyez sa thèse soutenue à la faculté de Médecine de
Paris, le 27 août 1818, sous ce titre : *Essai médical su*
es Huîtres, in-4.º, de 48 pages.

ment, de rappeler et d'augmenter l'embonpoint.
Cette vertu de l'huître est constante et peut-être
la plus incontestable de toutes. Une personne
digne de foi, dit M. Pasquier, a vu à Bicêtre,
il y a quarante-cinq ans, un ecclésiastique gros,
gras et riche, qui mangeait chaque jour douze
douzaines d'huîtres pour toute nourriture. Sa
folie était qu'on voulait l'empoisonner, et il
savait qu'on n'y pouvait réussir avec des huîtres
vivantes qu'il ouvrait lui-même [1].

Des militaires épuisés par la longue suppuration d'anciennes blessures, des individus réduits
au dernier degré de la maigreur n'ont dû leur
guérison qu'à l'usage des huîtres. Je pourrais,
s'il le fallait, servir de preuve et d'exemple à
mes discours. Au commencement de mars dernier, après un violent chagrin qui avait déterminé en moi un abattement moral complet et
un dépérissement physique très-remarquable,
je me mis à l'usage des huîtres pour unique
nourriture. J'en consommais, tous les jours,
cinq à six douzaines, en buvant quelques petits
verres d'un vin blanc très-vieux de Bordeaux.
Après cinq ou six semaines, j'avais recouvré
mes forces et mon embonpoint ordinaires, et je
renonçai aux huîtres, qui d'ailleurs commen-

---

[1] Page 39.

çaient à manquer et n'étaient plus d'aussi bonne qualité.

L'huître a toujours passé pour un excellent remède contre le catarrhe nasal ou coryza , et contre le catarrhe pulmonaire. Cette opinion est populaire à Paris , et l'huître n'y est pas moins renommée pour arrêter les progrès d'un rhume commençant ou pour en préserver, que ne l'est , dans le même cas, le chou, et surtout le chou rouge en Italie¹. C'est en buvant par-dessus ce mollusque force vin de Chablis qu'on semble plus sûr de ses bons effets. Cette méthode devient alors éminemment excitante; et ,

---

¹ *A febre catarrhali me meosque, tunc etiam cùm quasi epidemice recurrit , plures jam annos servavi ex quo in quotidiana hyemali cœna haud aliis herbis ad acetariam utimur , quàm cocta brassica. (Morgagni de sedibus et causis morborum. Epist. Anat. med.* 13 , 4.) Le chou rouge est fort recommandé dans les enrouemens, la toux, les catarrhes et la phthisie pulmonaire ; on en fait des bouillons , des coulis , des salades ; on en exprime le suc, que l'on retire par des incisions pratiquées le long des tiges , et on convertit ce suc en gelée, en sirop , etc., que l'on emploie dans les mêmes circonstances. Hippocrate prescrivait aux phthisiques le suc de chou sauvage (*Brassica Sylvestris*). On trouve dans le *Codex* la formule d'un sirop de chou rouge, à laquelle j'ose préférer, pour les affections catarrhales , la recette d'un sirop fait avec la même substance, et que j'ai indiquée dans mon *Nouveau Formulaire* , pag. 386.

comparée à d'autres analogues aussi efficaces quoique moins usitées, elle n'a plus rien d'étonnant, ni pour le conseil qui l'a dictée, ni pour la mode qui l'a fait prévaloir.

Il est certain que les méthodes perturbatrices et stimulantes ont souvent réussi au début des affections catarrhales. Le punch est, au commencement de ces maladies, en très-grande réputation et d'un usage presque domestique. Les peuples du nord font, dans les mêmes circonstances, une abondante consommation d'un thé très-chargé, soit pour éviter les rhumes lorsqu'ils s'exposent au froid, soit pour les faire cesser promptement, soit pour ranimer les membres engourdis par une température très-basse. Zimmermann, dans son Traité de l'expérience en médecine, et son savant traducteur expriment, à cet égard, la même opinion. M. Laennec conseille dans les catarrhes récens, et comme un remède dont la pratique a suffisamment constaté les effets, de prendre dans un bowl d'infusion de fleurs de violettes une à deux onces de bonne eau-de-vie mêlées avec une once de sirop de guimauve. Les mêmes méthodes ont été essayées, mais n'ont obtenu que des succès imparfaits dans d'autres catarrhes, et, par exemple, dans la blennorrhagie; jusqu'à présent elles ne sont parvenues à faire cesser que ceux de ces écoulemens qui tiennent à l'usage immodéré des bières fortes, des bières de Flandre par exemple : un petit verre d'eau-de-vie passe alors pour un spécifique de ces catarrhes.

Ont est souvent embarrassé dans la pratique de la médecine pour alimenter, d'une manière convenable, les convalescens après des fièvres ou des maladies aiguës. Les maîtres de l'art s'expliquent d'une façon si équivoque et avec tant de précision sur les soins à donner dans cette période du mal, que la conduite à suivre semble entièrement livrée à la sagacité du médecin praticien. Nul chemin tracé, nul précepte clair et positif; il faut absolument tout créer. J'ai vu des médecins, pour ranimer les forces toniques de l'estomac et faire participer tous les organes à l'invigoration, si je peux ainsi parler, de ce centre sensitif excité peu-à-peu, prescrire à leurs malades de mâcher des croûtons d'un pain bien levé; d'autres, leur faire sucer les extrémités tendres des os de veau ou d'agneau convenablement cuits; d'autres, leur ordonner des gelées de corne de cerf préparées au quinquina, des gelées de veau apprêtées avec de la rouelle et des pieds de veau; d'autres, des blancs-mangers de toute sorte et dont le meilleur modèle est peut-être celui que nous a laissé le docteur

Clerc[1]; d'autres, des cervelles de porc cuites dans du bouillon avec un brin de cannelle, et mangées avec du pain et très-peu de sel, aliment qui peut sembler grossier, et qui est cependant l'un des plus délicats et des plus légers que je connaisse; d'autres, des bouillons de grenouilles, de tortue, de vipère, de corbeau, des coulis d'écrevisses; d'autres, des purées, panades, potages, décoction de gruau, etc.; d'autres, différentes espèces de lait provenant de mammifères ruminans ou non-ruminans, sortant du pis ou conservé plusieurs heures, et dans quelques circonstances fourni par des mammifères qui ont mis bas depuis peu de jours[2]. J'ai souvent re-

---

[1] *Histoire nat. de l'homme malade.* Montpellier, 1810, in-8.º, tom. II, pages 41 et 42.

[2] Lorsqu'on a besoin de tenir le ventre libre, on doit préférer le lait séreux des mammifères qui ont mis bas récemment. C'est long-temps encore après la parturition une espèce de *colostrum*. Le lait d'une vache qui vient de vêler est préférable, pour relâcher le ventre, à celui qu'elle fournit trois mois après le part, époque où ce liquide a acquis toute sa consistance, toute sa saveur, toute sa perfection. Une pratique, minutieuse peut-être, mais qui n'est pas dénuée de fondement, porte quelques médecins à préférer dans les maladies de langueur, lorsqu'on a toutefois le choix de la saison, le lait de l'automne à celui du printemps : en effet, les premières plantes qui reverdissent dans les pâturages, appartiennent à la fa-

marqué, dans certains cas d'irritabilité extrême de l'estomac, que le lait d'un animal que l'on vient de traire passe généralement mieux lorsqu'on le coupe avec un quart d'eau froide, que lorsqu'on le donne pur. Serait-ce parce que l'addition de l'eau l'offre à l'estomac plus delayé,

---

mille des liliacés, et sont toutes remarquables par un principe âcre, plus ou moins abondant, plus ou moins à nu, ou enveloppé de mucilage. La nature des pâturages influe puissamment sur les qualités du lait, et doit être prise en très-grande considération pour régler convenablement les malades dans l'usage à faire de cette émulsion animale. On vante pour l'excellence du lait certains cantons du pays de Bray, où croissent abondamment le fléau, la raygrass et la crételle des prés. Je me souviens d'avoir bu avec un plaisir infini, dans quelques montagnes de la Suisse, un lait embaumé, enivrant, et probablement rendu tel par les plantes aromatiques de toute espèce dont les vaches font leur nourriture habituelle. Mon savant confrère, M. le docteur Parat, possède un tableau très-bien fait, qu'il doit aux recherches d'un habile vétérinaire, dans lequel sont indiqués pour les différentes espèces domestiques dont nous faisons servir le lait à nos besoins, l'époque ordinaire du rut, la durée de la gestation, les propriétés physiques et chimiques de chaque genre de lait, les proportions de ses principes dans chaque espèce qui le fournit, les moyens d'alimentation et les soins à prendre de l'animal pour rendre ce produit plus abondant, plus nourrissant, plus médicamenteux. Ce serait faire à la médecine pratique un présent de grande valeur que de publier ce travail.

ou parce que la fraîcheur de l'eau y surprend et concentre davantage le gaz animal, dont nous aurons bientôt l'occasion de parler ? D'autres praticiens se bornent à donner l'écume ou la mousse qui surnage à la surface du lait récemment trait, et que l'on peut augmenter à volonté en faisant tomber le lait de fort haut dans le vase qui le reçoit. Mais les huîtres me paraissent encore préférables à ces nourritures; lorsqu'elles sont fraîches et de bonne qualité, je ne connais aucune substance qui se digère mieux et qui nourrisse davantage.

En Allemagne et dans une grande partie du nord, on boit indifféremment de la bière ou du vin par-dessus les huîtres [1]. En France, l'usage du vin a prévalu, mais ce n'est pas au rouge qu'on donne la préférence, c'est le blanc que l'on préfère, et particulièrement celui de Chablis. Le champagne mousseux a aussi ses partisans, quoique les vins de cette province soient presque tous factices, et le produit de vins faibles et acides, auxquels on ajoute un principe sucré et que l'on sature de gaz acide

---

[1] Zuckert élève cette question: *An magis prodest cerevisiam superbibere, quàm vinum, quo indurari comestæ ostræ dicuntur. Mat. alimentaria. Berolini*, 1769, in-8.º, pag. 115.

carbonique; sorte d'industrie, pour le dire en
passant, qui n'a rien de nuisible au corps, qu'il
faudrait presque encourager, et qui, hors de la
Champagne, est connue d'un très-petit nombre
de personnes. Les vins un peu acides convien-
nent généralement mieux dans les repas d'huîtres que les vins alcooliques. Ces derniers rendent les huîtres dures, coriaces et d'une digestion
difficile. Il y a plus : M. Blanc, pharmacien dis-
tingué de cette ville, a expérimenté qu'un peu
d'eau-de-vie versée sur une huître qui vient d'être
ouverte, y fait naître en très-peu d'instans une
quantité considérable de vers ou animalcules
fort ténus, que l'on distingue fort bien à l'œil
nu. Les vins acides dissolvent l'huître dans l'estomac, et c'est peut-être ainsi qu'a lieu la digestion de l'huître. Andry prétendait que l'huître
ne se digère pas dans l'estomac, mais qu'elle s'y
dissout, et que dans cette digestion elle se convertit toute en eau. Un grand nombre de faits
semble autoriser cette manière de voir. Le lait
n'est plus regardé, ainsi qu'on le croyait autrefois, comme l'antidote de l'huître. On fait cesser
les indisgestions causées par ce mollusque, en
observant une diète sévère et en buvant du thé
acidulé avec quelques gouttes de suc de citron,
ou une légère limonade. Peut-être faut-il rapporter ici ce fait généralement connu, qu'on boit

beaucoup de vin en mangeant des huîtres, et qu'on le boit alors impunément, soit parce que l'eau d'huître neutralise ses effets alcooliques dans l'estomac, soit parce qu'elle dirige le vin immédiatement vers les voies urinaires, et l'on sait que des urines abondantes sont après le vomissement la crise la plus naturelle de l'ivresse et même un préservatif de cet état.

Les huîtres sont presque le seul aliment qui convienne lorsque rien ne passe encore ; elles sont aussi la nourriture à préférer lorsque, par la dégénération squirreuse du conduit alimentaire dans quelqu'une de ses parties, rien ne passe plus.

Cette proposition me conduit à parler des bons effets qu'on attribue aux huîtres, soit comme aliment, soit comme remède, dans les affections organiques de l'estomac et des intestins. On a surtout conseillé l'eau d'huître contre les squirres encore récens du pylore. Telle était la pratique du docteur Bodin, que nous a fait connaître M. Mérat dans un article excellent, mais beaucoup trop abrégé, sur les huîtres, contenu dans le Dictionnaire des sciences médicales, *T. 21.* M. Bodin envoyait ses malades chercher de l'eau d'huîtres chez les écaillères de la rue Montorgueil, et ils en buvaient cinq ou six cuillerées à bouche, et même plus chaque jour,

Je trouve l'avis fort bon ; je pourrais même en confirmer l'utilité par ma pratique ; je dois seulement me récrier sur la timidité de la dose. On peut en permettre aux malades un demi-litre et même plus dans les vingt-quatre heures. J'en ai souvent pris cette quantité pour mon agrément dans l'état de santé , et, loin d'en éprouver la moindre incommodité , je n'en ai ressenti que plus d'appétit, plus de facilité à digérer les alimens substantiels et même grossiers. Voilà donc, s'écrie avec raison M. Mérat , *une nouvelle eau minérale animale* (je transcris ces mots exactement); et certes elle est bien préférable aux eaux de Barèges et de Vichy, qu'on emploie si inutilement, et souvent avec tant de préjudice pour les malades, dans les maux de cette espèce [1].

---

[1] C'est avec raison que l'eau d'huîtres a été appelée *eau minérale animale*. Cette expression est heureuse et mérite d'être conservée dans le langage de la science. Nous citerons ici quelques faits qui le prouvent. Dans l'eau hydro-sulfurée d'Aix en Savoie, et en général dans toutes les eaux hydro-sulfurées, le soufre n'est point dissous par le gaz hydrogène, mais par un gaz thermal, *sui generis*, à peine coërcible, non imitable, qui a une grande analogie avec l'azote, principe ou base, comme on le sait, de la matière animale. Ce nouveau gaz a été signalé, je crois, pour la première fois, par M. Gimbernat, chimiste espagnol, attaché en ce moment à l'ambassade d'Espagne

La vertu aphrodisiaque des huîtres n'est pas
assez constante pour en parler ici ; j'ai vu cepen-

---

en Bavière ; il en a donné quelques notions dans un article
de la *Revue encyclopédique* pour l'année 1824 ou 1825.
Je ne saurais citer plus exactement, n'ayant pas ce recueil
sous les yeux. Quelques personnes très-dignes de foi m'as-
surent cependant que mon célèbre condisciple, le docteur
Anglada, professeur à la Faculté de Médecine de Montpellier, avait, bien long-temps avant M. Gimbernat, fait
connaître à ses élèves, dans ses leçons orales, les propriétés de ce gaz. Quoi qu'il en soit, il se dissipe en
grande partie par le transport de l'eau ; alors prédomine
le gaz hydrogène sulfuré qui n'existait point d'abord, et
qui est le produit d'une décomposition commencée de
l'eau minérale. De là, deux effets différens résultant de
deux produits qui diffèrent également, selon que l'eau est
bue à la source, ou à distance et après avoir subi un
déplacement et un repos. La présence de ce gaz expli-
querait aussi pourquoi l'analyse chimique fait découvrir
tant de matière animale dans les eaux d'Aix, de Plom-
bières, etc.

On pourrait tirer de ce que nous avons dit une seconde
conclusion, c'est que beaucoup d'eaux réputées les plus
minérales sont combinées avec un principe animal, et
seraient plus justement appelées eaux minérales-animales
qu'eaux minérales seulement ; et, de plus, que les eaux
minérales factices ne représentent pas plus les naturelles,
que le lait refroidi ou altéré par un séjour plus ou moins
prolongé ne représente le lait sortant du pis de l'animal
ou le lait bourru, comme on l'appelle vulgairement.

Je dois la plupart des données exposées ci-dessus à
quelques jeunes médecins-chimistes de cette ville, qui

dant deux ou trois individus qui éprouvaient cet
effet des huîtres d'une manière remarquable, et

---

sont déjà l'honneur de notre art ; je les dois surtout à
mon célèbre confrère, M. le docteur Stanislas Gilibert,
qui visite tous les ans, comme sujet d'étude, quelqu'une
des sources minérales les plus renommées en France.

Pour faire sortir du principe fécond que nous avons
exprimé plus haut, toutes les conséquences qui y sont
implicitement contenues, nous ajouterons que beaucoup
d'effets opérés par les eaux minérales bues à la source
doivent être imputés peut-être à ce produit animal qui
domine dans leur composition, et qu'alors ces eaux,
pour une grande partie de leurs propriétés, rentrent dans
les médicamens attribués aux corps qui exhalent de la
chaleur animale.

Je sais qu'on a souvent contesté ces effets, et qu'on en
a placé les récits ou les merveilles au nombre des contes
populaires : mais les médecins éclairés par une longue
expérience admettent l'efficacité des peaux de différens
animaux récemment écorchés dont on revêt quelquefois
entièrement le corps malade, ou seulement quelques-unes
de ses parties ; les bains locaux de sang de bœuf chaud et
fumant ; les fumigations vaporeuses reçues par un membre
foulé, introduit dans le ventre d'un animal que l'on vient
d'assommer et dont les fibres palpitent encore ; les heureux
changemens éprouvés, par des corps flétris, malades,
languissans, dans leur cohabitation avec des sujets sains,
vigoureux et pleins de sucs. David cherchait à ranimer
son corps décrépit en couchant avec la jeune sunamite
Abisag, la plus belle des filles d'Israël. Le lait de femme
a toujours mieux réussi, lorsqu'on fait coucher la nour-
rice et le malade, l'un à côté de l'autre. Capivaccio ou

qui avaient, à la vérité, les organes reproduc-
teurs extrêmement susceptibles et irritables.

Jérôme Capo di Vacca, médecin de Padoue, conserva
l'unique héritier d'une grande monarchie, en le faisant
coucher entre les deux nourrices qui l'allaitaient. Un grand
prince ne soutient depuis quelques années sa fragile existence, qu'en faisant sa principale nourriture du lait que
lui fournissent cinq ou six grosses nourrices, choisies parmi
les femmes les plus saines et les plus robustes de ses états,
lesquelles font alternativement le service de cet allaitement.
« Il me souvient, dit Montaigne (*Essais*, liv. I, chap. XX),
que Simon Thomas, grand médecin de son temps, me
rencontrant un jour à Toulouse chez un riche vieillard
pulmonique, et traitant avec lui des moyens de sa guérison, il lui dit que c'en était un, de me donner l'occasion de me plaire en sa compagnie; et que, fichant ses
yeux sur la fraîcheur de mon visage, et sa pensée sur
cette allégresse et vigueur qui regorgeaient de mon adoles-
cence, et remplissant tous ses sens de cet état florissant
en quoi j'étais lors, son habitude s'en pourrait amender;
mais il oubliait à dire que la mienne s'en pourrait em-
pirer aussi. » Les atmosphères nerveuses sont admises
aujourd'hui par les plus habiles physiologistes; l'on sait
qu'il existe des contacts à distance. Les rapports tant
calomniés de Socrate et d'Alcibiade tenaient peut-être à
quelque instinct secret de conservation que cette inti-
mité tendait à satisfaire. Les philosophes et les rhéteurs
grecs trouvaient quelque avantage pour leur santé à s'en-
tourer de jeunes gens brillans de force et de vigueur.
C'est une des circonstances auxquelles Bacon, dans son
Historia vitæ et mortis, rapporte la longue durée de
leur vie, *terentes in quibus maximè placent horas et tempus*

Une propriété moins douteuse des huîtres,
c'est leur efficacité dans la phthisie pulmonaire.

---

atque in consortio plerumque adolescentium. C'est peut-
être à un sentiment vague et confus de ce genre qu'il faut
rapporter le goût particulier des vieillards pour la société
des enfans et des jeunes gens, à moins qu'il ne faille
plutôt l'attribuer à une cause absolument morale. J'ai
remarqué avec une sorte d'amertume que les sentimens
de la nature descendent plutôt qu'ils ne montent : car il
suffit de son cœur pour faire un bon père ; mais, pour
être bon fils, il faut encore être homme de bien.

Que de faits pourraient être rapprochés de ceux que
nous venons de citer ! Je demande, vu la gravité du
sujet, la permission d'en rapporter encore quelques-
uns.

On lit dans les prix de l'académie de chirurgie, qu'une
religieuse fut guérie d'un panaris au doigt indicateur,
en tenant ce doigt pendant 24 heures dans l'oreille d'un
chat ; et qu'une autre femme, qui éprouvait la même
tumeur au doigt auriculaire, s'en délivra par un moyen
semblable, c'est-à-dire, en tenant la partie malade,
plusieurs heures de suite, dans le cul d'une poule. Une
fille domestique, que j'ai depuis dix ans à mon service,
était fort sujette, lorsqu'elle y entra, aux angines tons-
sillaires. Elle a perdu peu à peu l'habitude de ces fluxions
inflammatoires, en faisant coucher en travers sur son
cou, pendant la nuit, dès que le mal de gorge commence
à se faire sentir, une petite chatte fort douce et très-
caressante. Le développement de chaleur animale que
cause cette singulière cravate, opère une prompte
résolution, et, en moins de douze heures, la malade
est rendue à ses occupations ordinaires. J'ai conseillé

La simple analogie nous met déjà sur les traces
de cette propriété. Le limaçon, ou colimaçon,

---

quelquefois, dans les paralysies, les bains locaux dans
l'eau où l'on prépare les peaux de chamois ; et comme
ce genre d'industrie est inconnu dans notre province,
j'ai vu des malades riches de notre cité se faire trans-
porter à grands frais dans les villes où existent des usines
et ateliers de chamoiseurs, et en revenir, quelques-uns
guéris, et les autres infiniment soulagés. Il ne faut pas
croire que ce soit des bains purement gélatineux ; il faut
tenir encore un très-grand compte des effets électriques
et galvaniques qui se développent dans cette immersion
et dans tous les contacts et rapprochemens que nous
avons rapportés ci-dessus. Le peuple, qui possède plus
de vérités médicales-pratiques que nous ne le pensons
dans notre orgueil scientifique, emploie, dans certains
cas de maladies graves, l'application, sur diverses parties
du corps, de pigeons que l'on vient d'éventrer, d'écrevisses, de tanches, etc. Une fièvre intermittente, qui
avait résisté long-temps aux traitemens les plus mé-
thodiques, fut guérie sans retour par le conseil que donna
une bonne femme de cette ville, de faire boire au malade
un verre de lait bourru, dans lequel on avait reçu le sang
d'un poulet saigné à l'instant même. On a remarqué que
les membres atrophiés par la gelée, par d'énormes ci-
catrices, par des opérations d'anévrismes, se raniment
bien plus tôt par l'eau thermale employée à la source,
que par l'eau transportée dans la chambre du malade.
Le gaz animal ou le principe thermal, que nous avons
dit exister dans les eaux minérales et qui s'évapore si
vîte, ne contribuerait-il point par sa présence, et par
son analogie avec notre propre substance, plutôt qu'une

ou escargot, qui appartient à la même classe
d'animaux mous, sans vertèbres et sans articu-
lations, jouit d'une réputation méritée et con-

---

stimulation plus grossière, obtenue par des principes
fixes, appréciables à l'analyse, au rétablissement de la
nutrition dans des parties où elle ne s'opère plus qu'avec
lenteur et difficulté? Enfin, ce gaz animal, bien apprécié
dans ses effets, ne serait-il pas une modification d'un
fait plus général, une émanation d'un principe plus
étendu, du fluide magnétique qui lui-même dérive du
fluide électrique; et ce gaz ne trouverait-il point, parmi
les phénomènes physiques, sa classification naturelle
dans les rapports intimes de l'électricité avec la matière
animale, et plus particulièrement avec les corps gras
et huileux qui proviennent de l'organisme animal? On
arriverait ainsi peu à peu à la nature d'un phénomène
aujourd'hui incontestable, celui des combustions humaines, dans lesquelles je n'ai jamais pu voir une véritable combustion, mais une déflagration électrique.
Un fait peu connu, rapporté dans les *Transactions philo-
sophiques*, vol. 43, a fait naître en moi cette opinion :
un ouvrier en bois nommé Hitchell, étant couché avec
sa femme, fut frappé, au milieu de la nuit, par la foudre.
Le corps s'embrasa aussitôt, et, pendant trois jours que
dura la combustion, il n'y eut aucun moyen de l'éteindre.
Ce que la foudre a produit une fois peut bien aussi sur-
venir spontanément ou par l'effet d'autres circonstances.
M. Bally a exprimé dans ces derniers temps l'opinion
ingénieuse, que ces combustions pouvaient bien tenir à
une sécrétion surabondante de gaz hydrogène et à son
accumulation dans le tissu graisseux ou dans le tissu
cellulaire.

nue depuis long-temps dans le traitement de la phthisie pulmonaire. Ces deux espèces de mollusques contiennent une abondante quantité d'une liqueur glutineuse qui leur est propre et qui sert à former leurs coquilles. L'escargot fut employé de tout temps comme un excellent remède dans la phthisie pulmonaire et dans d'autres maladies consomptives. On le prescrit ordinairement en bouillon ou en sirop. C'est leur suc exprimé que je préfère comme plus propre à lui conserver toutes ses propriétés naturelles ; et la formule que j'emploie le plus souvent, dans ces maladies, est la suivante : Prenez escargots de vigne bien lavés, et écrevisses de rivière quantité égale ; pilez-les ensemble, avec leur test, dans un mortier, et retirez-en par expression, au moyen de la presse, huit à dix onces de suc que l'on prend en deux ou trois doses dans les vingt-quatre heures, délayant chaque dose dans un bowl de lait ou dans tel autre véhicule jugé plus convenable. Outre les principes qui lui sont spécialement propres, ce suc contient encore une certaine quantité de carbonate calcaire, qui, quoique en suspension et non-dissous, ne laisse pas de contribuer à ses heureux effets.

Les huîtres sont également conseillées, par la plupart des célèbres médecins, dans le régime et le traitement des phthisiques. Quarin en permet

l'usage à ces malades, pourvu qu'ils les mangent
sans assaisonnement[1]. Je les ai souvent pres-
crites comme aliment dans divers états de con-
somption, et elles ont opéré des changemens si
salutaires, que je les ai indiquées quelquefois
dans les phthisies pulmonaires comme un remède
qu'aucun autre n'était capable de remplacer. Je
pourrais, à l'apui de ce que j'avance, rapporter
plusieurs faits; je choisis et préfère le suivant,
quoique la guérison que l'emploi des huîtres a
procurée, n'ait pas été durable. Les gens du
monde, *qui nihil sapiunt in arte nostrâ*, qui ne
tiennent point compte à la médecine de la certitude qui lui est propre, et qui veulent, dans
l'application de nos moyens, des résultats précis
et absolus, comme s'il dépendait de nous de
changer les lois de la nature, ne seront pas sa-
tisfaits d'un exemple où la guérison n'a été que
passagère : mais les hommes de l'art sont plus
capables de m'éclairer sur la valeur de cette observation, et c'est pour eux que j'en expose ici
les détails.

Une demoiselle de cette ville, âgée de vingt-
six ans, d'une constitution forte et robuste, avait

---

[1] Voyez la traduction française que j'ai donnée des
Observations pratiques sur les maladies chroniques, par
cet auteur. *Paris*, 1807, in-8.°, pag. 105 et 106.

éprouvé, en 1821, une tumeur blanche au coude gauche. En novembre 1824, après quelques semaines d'un rhume de poitrine, elle fut prise d'un crachement de sang, et peu-à-peu survinrent tous les symptômes de la phthisie pulmonaire tuberculeuse la mieux caractérisée. Je la vis dans cet état, adjoint par la famille au médecin ordinaire, homme très-estimable et fort instruit, qui voulut bien agréer cette concurrence de soins et de secours. Les différens remèdes usités dans des cas semblables furent employés, mais absolument sans succès. Dès le milieu de février, le second degré de la maladie était presque terminé, et le commencement du troisième semblait prochain, à en juger par l'expectoration décidément purulente, par la perte des forces, par une extrême maigreur à laquelle le marasme allait bientôt succéder, par des sueurs nocturnes très-abondantes, etc. Dans cette situation presque désespérée, la malade me fit prier de passer auprès d'elle, non pour lui prescrire des remèdes dont elle avait reconnu l'inutilité et pour lesquels elle éprouvait d'ailleurs un déboire insurmontable, mais pour lui indiquer un régime qui lui rendît ses souffrances supportables jusqu'à la fin. Je répondis de suite à cet appel; et trouvant la résolution de la malade invariable et d'ailleurs très-sensée, je me renfermai dans les soins du régime, les seuls qu'on exigeait de moi.

Ayant appris que cette demoiselle aimait beaucoup les huîtres et qu'elle en mangeait souvent dans l'état de santé, je lui proposai de se nourrir presque uniquement avec ce coquillage, et je lui indiquai en même temps les choix à faire et les moyens à employer pour éviter les tromperies des marchands. Pendant plus de deux mois, la malade fut alimentée avec des huîtres ; elle en réglait la quantité, et leur distribution en plusieurs petits repas dans les vingt-quatre heures, sur son appétit, sur sa facilité à les digérer et sur l'absence ou la présence de la fièvre. Elle buvait un peu de crême par-dessus[1] ; sa boisson ordinaire était du lait pur ou coupé avec une décoction d'orge. C'est pour faire à la vérité sa

---

[1] Quoique la crême passe avec raison pour indigeste, je ne connais cependant rien qui lui soit supérieur, lorsqu'on la boit peu à peu, par petites gorgées qu'on avale lentement, dans les périodes avancées de la phthisie pulmonaire. J'emploie également avec succès, dans les affections catarrhales, un mélange à partie égale de beurre frais et de sucre candi réduit en poudre impalpable, qu'il faut triturer longuement. On prend une cuillerée à café de ce mélange très-souvent, ayant soin de laisser fondre le remède dans la bouche, et de l'avaler peu à peu : il opère quelquefois comme un doux laxatif.

part entière que j'indique ces autres moyens d'alimentation; mais ils ont fort peu contribué au succès, attendu que la malade, depuis plus de deux mois, faisait déjà usage du lait de chèvre sortant du pis, à la dose de trois ou quatre tasses chaque jour. Je dois mentionner aussi quelques moxas sur la région dorsale, appliqués selon la méthode de M. Sarlandière, la plupart avant le régime indiqué, et quelques autres depuis qu'il tenait lieu de tout traitement. L'usage des huîtres, continué pendant neuf à dix semaines, eut les plus heureux effets; prises d'abord seules, on leur joignit plus tard quelques nourritures plus substantielles. Tous les symptômes disparurent peu-à-peu, et vers la fin d'avril, la malade vint de son pied chez moi pour me remercier de mes soins, jouissant alors d'un embonpoint, d'une fraîcheur de teint, et de forces musculaires qu'elle ne connaissait point avant cette phthisie. Ma première idée, en la voyant ainsi brillante de santé, fut que je m'étais trompé, que mon diagnostic avait été mal établi, et que, au lieu d'une phthisie pulmonaire, je n'avais eu réellement qu'un catarrhe des poumons à traiter.

Mais j'avais bien jugé; l'ennemi qui paraissait mort, anéanti, n'était qu'abattu, et il devait bientôt se relever pour porter à sa victime de nouveaux coups qui, cette fois, seraient mor-

tels. Cette guérison, en effet, dura peu : dans
les premiers jours de septembre, après avoir
mangé une salade de haricots dans laquelle on
avait peut-être prodigué les assaisonnemens ,
cette excellente fille éprouva une forte indigestion qui dégénéra, sous l'influence des chaleurs,
en un choléra-morbus chronique, et je l'appelle
ainsi, parce qu'il dura près de quinze jours avec
des interruptions et des reprises. Cet accident
renouvela la première maladie, qui se termina
deux mois après par la mort, malgré les soins
les plus empressés et tous les remèdes mis en
usage pour en arrêter, une seconde fois, le
cours.

Quelque précaire et insuffisante que cette
observation puisse paraître, il n'en est pas moins
constant que la phthisie pulmonaire qui en fait
le sujet, a été guérie pendant plus de quatre
mois ; qu'elle l'a été de manière à tromper la
sagacité de tout le monde, qu'on ne peut déterminer jusqu'à quel temps cette guérison se serait
prolongée ou maintenue, sans l'accident d'un
choléra-morbus qui vint fortuitement en interrompre la durée ; qu'elle appartient indubitable-
ment au régime des huîtres, ayant commencé
précisément à l'époque ou l'usage de ce mollusque remplaça tous les alimens, tous les remèdes ;
enfin, qu'il faudrait féliciter l'art de ses avan-

tages, quand bien même il n'en aurait eu d'autre
que d'obtenir du mal une trève , un armistice ,
une suspension si remarquable des symptômes
pendant quatre mois.

Voici un fait qui peut faire le pendant de
l'observation précédente : Catherine Géria éprouvait une phthisie pleurétique dont les progrès
n'avaient pu être arrêtés par aucun remède ; les
crachats étaient fréquens, sales, abondans et
d'une odeur insupportable. Malade depuis quatre mois et dans un état qui paraissait déses-
péré, elle éprouva , par une soudaine inspira-
tion , le désir de manger des huîtres crues. Les
médecins qui la traitaient, jugeant son état sans
ressource , ne voulurent point contrarier sa volonté. A peine ce régime , qui leur paraissait
singulier , eut-il été commencé, que la malade
se trouva bien ; le changement en mieux fut
chaque jour plus marqué ; enfin la malade se
rétablit bientôt et entièrement. Faut-il croire ,
avec Tulpius, que le suc froid et visqueux des
huîtres éteignit la déflagration persévérante qui
consumait la poitrine de la malade , et qui était
sur le point de s'étendre à tout le corps ? *Ex-
tincto , ab algido et viscido ostrearum succo ,
pertinacissimo illo incendio , quo procul dubio
conflagrasset miserrimè universum ipsius cor-
pus.* Tulpius termine le récit de ce fait par ces

paroles remarquables : *Neque certè inconside-*
ratè agere videtur qui circumspectè cedit naturæ
inclinationibus , et obliquat prudenter sinus ,
ubi non licet rectum tenere cursum [1]. Le professeur Fouquet nous rapportait dans ses leçons
orales, qu'ayant été consulté pour une vomique
regardée comme incurable , il conseilla au malade, qui était un peintre fort mauvais sujet ,
deux cautères sur le thorax et des huîtres pour
unique nourriture. Le malade fut complètement
guéri au bout de quatre mois [2].

Mais il est aussi d'autres maladies que le
régime des huîtres est capable de soulager ou
de guérir : nous allons exposer seulement celles
de ces maladies dont on a obtenu, par ce régime, des guérisons durables et bien constatées.
Et d'abord nous serions portés à croire que les
huîtres sont propres à dissiper les fièvres intermittentes, en nous rappelant que Henri IV fut
guéri par elles d'une fièvre quarte invétérée; mais
nous aurons plus bas à citer un fait contradictoire,
rapporté par Lotichius, celui d'une fièvre tierce

---

[1] *Nicolai Tulpii Amstelredamensis Observationes me-*
dicæ. in-8.° Amstelredami , apud Ludovicum Elzevirium.
1652. pag. 115 et 116.

[2] J'ai retrouvé ce fait dans une thèse sur la vomique ,
soutenue à Montpellier en février 1805.

occasionnée par les huîtres. Les choses restent donc dans le doute, et ce n'est pas sur des témoignages aussi équivoques qu'il convient de nous appuyer.

Il est plus constant qu'elles remédient fort bien à la constipation, par l'hydro-chlorate de soude qu'elles contiennent abondamment, et, sous ce rapport, elles ne sont pas d'une médiocre utilité aux sujets hémorroïdaires et hypocondriaques. Certaines affections chroniques du foie sont singulièrement soulagées par leur usage.

Leur efficacité dans le scorbut est encore plus incontestable. On lit, dans l'*Histoire des Voyages*, que l'équipage d'un vaisseau fut jeté par la tempête sur une côte déserte. En proie à cette terrible maladie et poursuivis par une faim qu'ils ne pouvaient assouvir, ces malheureux passagers s'attendaient à une mort qui leur paraissait inévitable, lorsqu'ils s'aperçurent que les rochers qui bordaient la côte étaient couverts d'huîtres ; ils s'en rassasièrent, virent leur maladie disparaître, et récupérèrent bientôt leurs forces épuisées.

Pour arrêter les progrès du scorbut et remédier au vice strumeux, on en fait des bouillons plus substantiels et contenant plus d'ozmazome que les bouillons de bœuf. Nous employons ici à cet usage les grosses huîtres de la Méditerranée, que nous faisons venir de Marseille.

Elles ont paru aux médecins de notre ville supérieures, pour ces bouillons anti-scorbutiques et antistrumeux, aux huîtres de l'Océan. Ce mollusque convient encore, soit cru, soit en bouillon, dans la chlorose ou ictère blanc, dans les goûts et appétits dépravés, dans les irritations de l'estomac qui signalent la première période de la grossesse, enfin dans une foule d'affections des femmes et des filles.

La chirurgie s'en est servie quelquefois en topiques, dans ses pansemens ou à la suite de ses opérations. Paul d'Égine conseillait dans certains ulcères, et probablement dans cette maladie assez mal déterminée aujourd'hui que les anciens appelaient *ulcus cacoethes*, l'application sur la plaie même d'une marmelade faite avec l'huître pilée ou écrasée. Plus tard, on a pansé certaines plaies, sur la nature desquelles il y a moins d'équivoque, avec des plumaceaux de charpie trempés dans l'eau d'huîtres. Ambroise Paré conseillait d'appliquer sur les bubons pestilentiels un topique composé d'huîtres pilées avec leurs écailles [1].

Ces notions seraient incomplètes si nous ne faisions suivre immédiatement ce que nous

---

[1] Voyez de plus grands détails dans la Dissertation de M. Pasquier, pag. 47 et 48.

savons sur l'empoisonnement occasionné par les huîtres. C'est une lacune que l'on remarque dans tous les écrits qui ont été publiés jusqu'à présent sur ce mollusque : elle existe aussi dans la thèse de M. Pasquier.

Des poissons qui passent pour très-salubres, aux époques même de l'année où ils sont réputés le plus sains, deviennent quelquefois sujets à des maladies qui en rendent l'usage dangereux [1].

Les empoisonnemens causés par les huîtres ne sont pas mieux connus que ceux qui proviennent de poissons pêchés à la mer ou dans nos fleuves et rivières, hors les époques du frai. On parle vaguement de nausées, de vomissemens, de chaleur excessive avec agitation, d'angoisses dans les régions précordiales, de dyspnée, de pouls accéléré, de défaillance, d'une couleur rouge-écarlate dans laquelle toute l'habitude du corps aurait été transformée, de gonflement ou bouffissure au visage et aux extrémités, de convulsions, etc. Mais rien de plus précis dans les

---

[1] Je sais bien que l'huître, d'après des théories modernes, a été enlevée à la classe des poissons, et que l'on regarde généralement aujourd'hui les mollusques comme formant une famille naturelle à part, idée qui avait été déjà exprimée par Aristote : mais Linné avait placé les mollusques parmi les poissons, et je me suis conformé à sa classification.

auteurs. Il est vraisemblable que les symptômes
de la toxication par les huîtres diffèrent peu des
symptômes dus à la toxication par les divers
coquillages et surtout par les moules. Entrons
dans quelques détails.

L'on sait déjà que l'autorité ne permet la
vente et l'usage des huîtres blanches et même
des vertes que dans les mois qui ont été appelés,
d'une expression consacrée par l'école de Saler-
ne, *menses errati*, et que, pendant les quatre
mois qui suivent, il n'est permis ni d'en pêcher,
ni d'en vendre. L'époque où s'ouvre la pêche de
ce mollusque est fixée par le conseil de St.-Malo.
Elle est annoncée par les témoignages bruyans
de la joie publique, au son des fanfares, comme
l'autorité annonce ailleurs l'ouverture de la
chasse, ou comme les empereurs romains en
usaient pour la thériaque, que l'on composait
avec une solennité extraordinaire, dans leurs
propres palais et souvent sous leurs yeux.

Voici, sur la toxication opérée par les huîtres,
un fait précis dont je dois la communication à mon
savant et respectable ami le docteur Tournon,
professeur de médecine à Toulouse. M. S., avocat
de cette ville, aujourd'hui juge d'instruction à la
cour de première instance, ayant mangé des huîtres à son dîner, éprouva le lendemain, en se levant, des vertiges continus; il crut que la maison

pirouettait et allait s'écrouler sur lui; une sueur froide découlait de tout son corps; il ne put achever de mettre son pantalon, et resta les yeux fermés pendant plus de vingt-quatre heures; il avait de fréquentes envies de vomir, et ne rejetait rien. L'auteur de cette observation a gardé le silence sur le traitement qu'il employa. Je sais seulement qu'il s'opposa de toutes ses forces à l'emploi de l'émétique qu'un apothicaire officieux voulait absolument administrer au malade, et que celui-ci guérit heureusement en fort peu de jours.

On lit dans Linné[1], qu'un marchand qui se rendait à la foire d'Upsal, éprouvait une extrême impatience de manger des huîtres. A peine arrivé, il en avala quinze seulement qui, quoique gelées, lui causèrent le plus grand plaisir; mais il ne tarda pas d'éprouver une colique violente qui l'emporta le troisième jour. Faut-il imputer cet accident à la mauvaise qualité des huîtres ou à l'état de congélation dans lequel elles furent servies? Je ne saurais résoudre la question, mais j'ai souvent mangé des huîtres gelées et entièrement couvertes de glaçons, sans éprouver le moindre dérangement dans ma santé. Beaucoup

---

[1] *Amœnitates Academicæ*, vol. **VII**. *Fervidorum et calidorum usus.*

d'autres en ont fait autant , et n'en ont pas été
plus incommodés que moi.

La plupart des auteurs qui ont écrit sur l'huître, disent qu'au temps du frai il se forme dans
l'intérieur de ce coquillage une quantité innom-
brable de petits vers qui en rendent l'usage nuisible. Un grand nombre de ces animalcules n'est pas
nécessaire pour corrompre l'huître et lui donner
de mauvaises qualités. Un seul, qui semble avoir
déclaré à l'huître une guerre impitoyable, suffit
pour cela, pendant le frai et hors du frai ; c'est
ce petit chancre appelé *cancer pulex* ou *cancer-
pisum* de Linné. Il viole le domicile souvent mal
fermé de ce mollusque, s'attache à lui et le suce
jusqu'à la mort. Dans cet état, l'huître languit,
devient maigre, malade, et peut causer des accidens graves à celui qui en fait une consommation
même très - modérée. Voilà donc deux circonstances où l'usage de l'huître n'est pas sain : 1.° celle
du frai ; 2.° celle où elle subit la défloration de
son ennemi le plus acharné.

On attribua , dans le temps , aux huîtres une
épidémie qui régna au Hâvre , et dont MM. Chaus-
sier et Vauquelin furent chargés, par l'autorité,
de prendre connaissance. On peut voir leur rapport sur le parc aux huîtres du Hâvre, dans les
bulletins de la Faculté de Médecine de Paris ,
t. VII, *p.* 101 et suivantes.

Le docteur Zandick, médecin de l'hospice civil de Dunkerque, a publié des détails sur une épidémie du même genre, qui s'étendit à un grand nombre de sujets dans le département du Nord, en septembre 1818, et qui reconnaissait pour cause l'usage d'huîtres de mauvaise qualité[1].

Un fait isolé ne prouve rien; cependant Loti-chius, cité par Zuckert[2], rapporte qu'une fièvre tierce fut causée par l'usage des huîtres.

Il est facile de citer des observations sembla-bles, mais il n'est pas aussi aisé de les ramener aux principes d'une doctrine fixe et positive. On entrevoit seulement que les huîtres sont sujettes à des altérations qui peuvent en rendre l'emploi plus ou moins nuisible ou dangereux. Les cir-constances où les huîtres, hors le temps du frai, contractent ces qualités malfaisantes, ont besoin d'être mieux déterminées.

A l'époque où je publiai la première édition de ce travail sur l'huître[3], je me plaignais de ce que l'analyse chimique de ce mollusque n'avait pas encore été faite. Cette plainte est une erreur que je m'empresse de rectifier ici. Toutes les

---

[1] *Voyez* la *Faune des médecins*, par Hippolyte Cloquet, 1825, p. 452.

[2] *Opus cit.*, p. 115.

[3] Février 1827.

substances organiques ont été analysées, et l'huître, à raison de son importance comme aliment
et comme remède, a dû plus particulièrement
fixer l'attention des chimistes. L'analyse chimique des huîtres a été faite ; on la trouve dans la
Dissertation de M. Pasquier. J'en rapporte ici les
résultats, sans m'engager dans de longs détails
relatifs à l'emploi des réactifs qui ont servi à la
faire connaître[1].

L'eau des huîtres contient beaucoup d'hydro-
chlorate de soude, d'hydro-chlorate de magnésie,
de sulfate de chaux, de sulfate de magnésie et
une assez grande quantité de matière animale
qui a toutes les propriétés de l'ozmazome. Le
corps de l'huître abonde en phosphore, et ce
principe y est combiné à-peu-près comme il l'est
dans la laite des poissons.

Il résulte de toutes les expériences, que les
huîtres contiennent beaucoup d'eau, peu de
matière animale solide, et que cette matière animale contient elle-même : 1.° beaucoup de matières salines, et les mêmes que présente l'eau
de la mer ; 2.° beaucoup de phosphates de fer et
de chaux ; 3.° beaucoup d'ozmazome ; 4.° une
certaine quantité de gélatine ; 5.° une certaine
quantité de mucus ; 6.° une matière animale

---

[1] *Voyez* depuis la page 21 jusqu'à la page 28.

d'une nature particulière, dans laquelle le phosphore entre comme élément.

Voilà ce que m'ont appris sur l'emploi de l'huître mon expérience personnelle, mes observations sur les nombreux malades auxquels j'en ai
conseillé l'usage, mes rapports et ma correspondance avec les médecins des pays où elle est fort
abondante; enfin, la lecture critique, c'est-à-dire
raisonnée de tout ce qu'on a écrit jusqu'à présent sur ce mollusque. Une étude plus appro-
fondie du règne animal ferait découvrir, dans
cette partie du règne organique, trop méprisée
par les auteurs de matière médicale, une foule
de principes précieux et de médicamens assimi-
lables, qu'on ne sait ni extraire des substances
qui les contiennent, ni appliquer aux maux dont
ils seraient le plus sûr soulagement. Et, par exemple, il n'est pas douteux pour moi que les parcs
d'huîtres ne deviennent un jour aussi célèbres
pour les traitemens des maladies, que le sont aujourd'hui les sources d'eaux minérales, qui font
tant de victimes et opèrent si peu de guérisons;
que près de ces parcs ne soient organisés des établissemens de santé, avec leurs inspecteurs, leurs
infirmeries et leurs hôpitaux. Déjà même j'ai pris
l'initiative de ces traitemens, et, dans un grand
nombre de maladies chroniques pour lesquelles
je suis consulté, j'envoie les individus qui en

13

sont atteints dans quelqu'une des villes du littoral de l'Océan, pour y faire une abondante consommation d'huîtres fraîches. La singularité du remède pour les malades qui habitent l'intérieur des terres, et qui souvent n'ont jamais vu d'huîtres, m'a fait éprouver quelque résistance; mais j'ai persévéré dans l'indication du moyen curatif: quelques cures brillantes et inespérées en ont proclamé l'efficacité. J'ai tout lieu de croire que bientôt la voix forte et sonore de la vérité, couvrira la voix aigre et criarde du préjugé, et qu'on ira à la mer pour y suivre le régime des huîtres, aussi souvent au moins qu'on y va pour prendre les bains à la vague.

FIN DES LECTURES.

Je croyais pouvoir ajouter ici une onzième lecture faite au Conseil de salubrité en 182... Elle contenait mon opinion sur l'emplacement choisi d'abord par l'autorité pour la construction d'une nouvelle maison de détention, destinée à remplacer celle de Saint-Joseph. C'était dans la partie septentrionale de la presqu'île, à une égale distance des deux fleuves, que l'autorité voulait élever le bâtiment consacré aux détenus. Je représentai dans cet écrit, avec toute la modestie, avec tout le respect qu'il convient d'observer dans des controverses de cette espèce, que les vents du midi, ne trouvant aucune barrière de ce côté, souffleraient continuellement sur la nouvelle habitation les vapeurs plus ou moins délétères des usines où l'on travaille à obtenir des produits chimiques, presque toutes situées au centre et au sud de la presqu'île, tandis que les vents plus sains du nord, brisés par le rideau des hauteurs qui dominent la ville du côté de Fourvières, y apporteraient avec plus d'obstacle leur haleine pure et rafraîchissante; que le sol de Perrache, formé d'un terreau léger et rapporté, serait inu-

tilement déchiré, même à une certaine profondeur, pour fournir une eau potable dont les
établissemens de ce genre ne sauraient se passer,
et qu'il faudrait nécessairement pour celui-ci
aller chercher hors de son enceinte et assez loin;
que l'abaissement du terrain l'exposerait sans
cesse à l'humidité; qu'il se couvrirait de flaques
d'eau, dont plusieurs pourraient facilement dé-
générer en marécages; enfin, que la bêche des
entrepreneurs n'avait jamais remué impunément pour la commune de Ste.-Foy le terrain
de Perrache, ainsi que l'attestaient, entr'autres
observations, celle de deux épidémies qui avaient
désolé ce village, l'une en 1780 et l'autre en
1814 [1].

---

[1] La première alarma l'intendance qui envoya sur les
lieux les médecins les plus éclairés de la ville pour reconnaître la nature de la maladie régnante et lui en faire
un rapport. Confondue avec les malheurs de la première
invasion, la seconde épidémie, quoique plus meurtrière,
n'excita pas le même intérêt; elle fut à peine remarquée.
Quant à moi, dont les soins furent souvent réclamés à
cette époque, j'observai et j'étudiai la maladie dans toutes
ses variétés. C'était un vrai typhus; il enleva dans certaines maisons la moitié de ceux qui les habitaient, n'ayant
pu faire adopter l'emploi des fumigations acides à des
paysans peu instruits, et d'ailleurs découragés par toute
sorte de calamités. Les soldats autrichiens, qui parta-
geaient le domicile des malheureux malades et souvent leur

L'occasion était favorable pour discuter comparativement les avantages et les inconvéniens attachés aux plans pour l'agrandissement de la ville, proposés presqu'en même temps, l'un par Perrache et l'autre par Morand. Je prouvai facilement que le plan du premier, si cher aux intérêts de l'aristocratie-urbaine, et qui a prévalu jusqu'à ce jour, tendait à rendre la circonscription de la ville de plus en plus irrégulière et défectueuse en la prolongeant du nord au sud, sens dans lequel elle est déjà trop étendue; j'y prédisais qu'on reviendrait plus tard à celui de Morand, si favorable au commerce et à l'industrie, qui tend à agrandir la cité de l'ouest à l'est, pour en former une ville en quelque sorte circulaire, traversée par deux grands fleuves et ornée de quatre grands quais.

Quant à l'établissement de la nouvelle maison

---

chambre à coucher, furent tous exempts de l'épidémie. Elle ne se manifesta dans aucun de leurs dépôts, dans aucune de leurs ambulances sur cette ligne. Je fais cette remarque d'une manière expresse, afin de répondre par écrit, comme je l'ai fait souvent de vive voix, à ceux qui dans le temps attribuèrent ce typhus aux communications inévitables des habitans de Ste.-Foy avec l'armée d'occupation. Les travaux exécutés à Perrache en 1813 pour l'érection d'un palais impérial furent, selon moi, la vraie et principale cause du mal.

pour les détenus, l'autorité renonça à son premier projet, mais non pas entièrement; et l'on construit en ce moment la prison qui leur est destinée près du Rhône, à quelques toises de la chaussée.

C'est de memoire que je reproduis ici le canevas de mon travail, dont je n'ai point gardé de copie. L'écrit dans lequel j'avais exprimé ces idées et ces vues, a été égaré : on n'a pu le retrouver ni dans le porte-feuille du Conseil, ni dans les cartons de la Préfecture. Envoyé dans le temps au Conseil-d'état, il sera probablement resté dans ses archives.

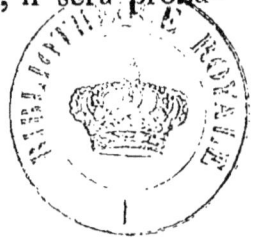

TABLE.

FIN DE LA TABLE.

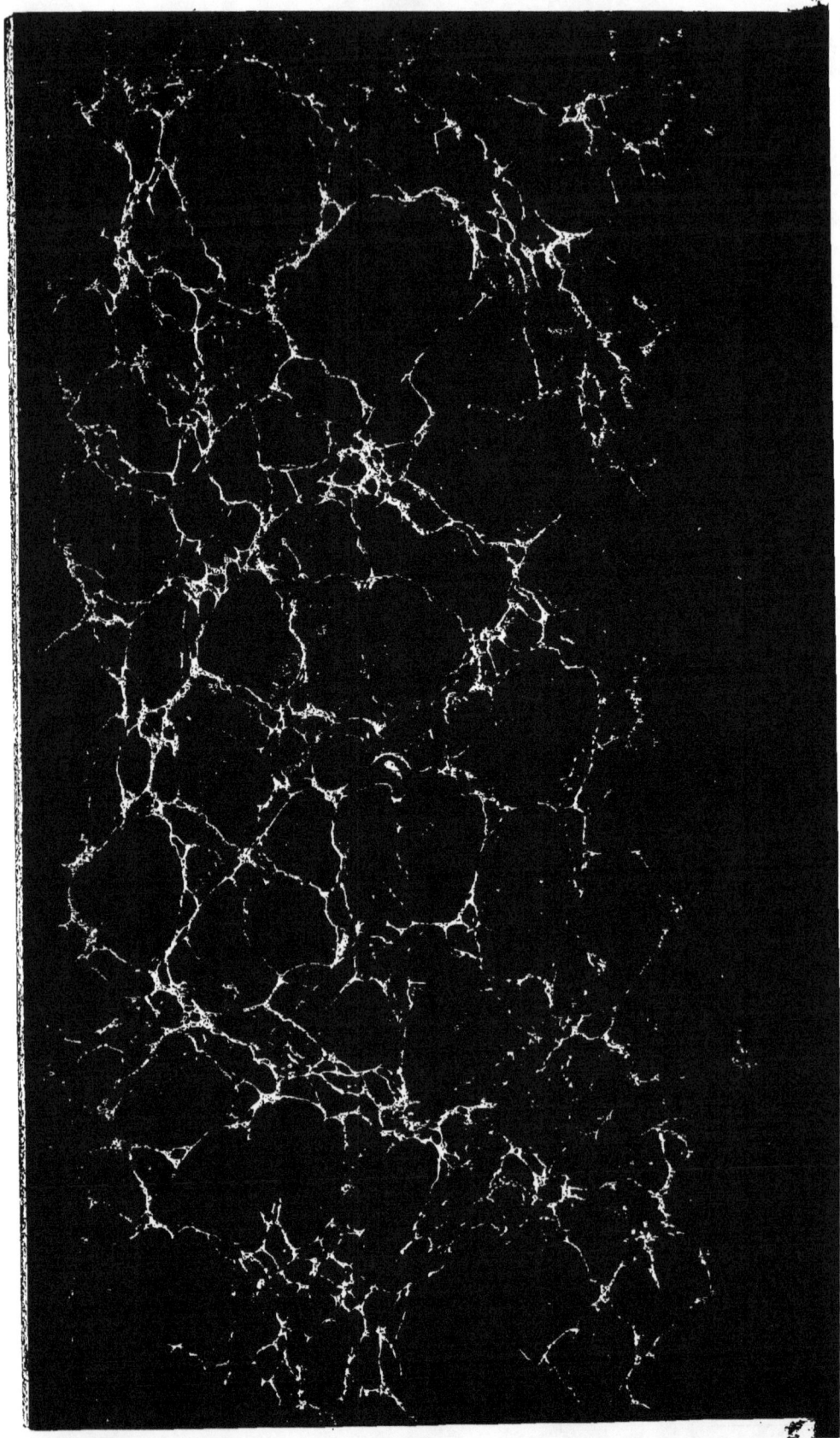

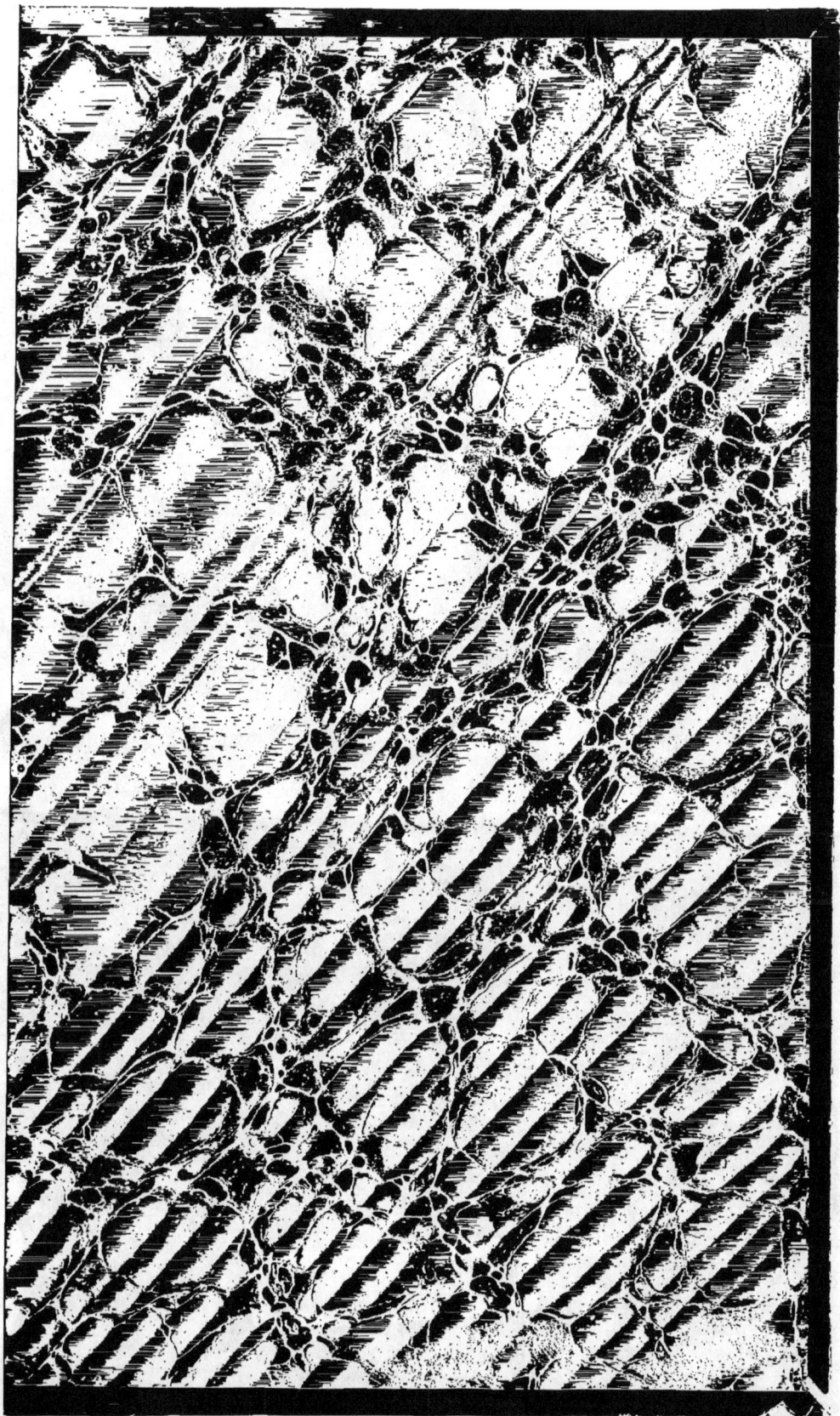